认知与探索

——本土化医务社会工作实践

主　编　关冬生
副主编　王　静　温冬宝

中国社会出版社
国家一级出版社·全国百佳图书出版单位

图书在版编目（CIP）数据

认知与探索：本土化医务社会工作实践 / 关冬生主编．—北京：中国社会出版社，2021．7

ISBN 978-7-5087-6464-1

Ⅰ．①认…　Ⅱ．①关…　Ⅲ．①医学-社会工作-研究

Ⅳ．①R19

中国版本图书馆 CIP 数据核字（2020）第 250075 号

书　　名： 认知与探索——本土化医务社会工作实践

主　　编： 关冬生

出 版 人： 浦善新

终 审 人： 李　浩

策划编辑： 孙武斌

责任编辑： 李新涛

出版发行： 中国社会出版社　邮政编码：100032

通联方式： 北京市西城区二龙路甲 33 号

电　　话： 编辑室：（010）58124839

销售部：（010）58124841

（010）58124842

网　　址： shcbs. mca. gov. cn

经　　销： 各地新华书店

中国社会出版社天猫旗舰店

印刷装订： 北京虎彩文化传播有限公司

开　　本： 170mm×240mm　1/16

印　　张： 16

字　　数： 300 千字

版　　次： 2021 年 7 月第 1 版

印　　次： 2021 年 7 月第 1 次印刷

定　　价： 50.00 元

中国社会出版社微信公众号

致谢

《认知与探索——本土化医务社会工作实践》的出版得到了爱佑慈善基金会的资助，特此表示感谢。

序

医务社会工作作为社会工作领域非常重要的组成部分，近两年进入了一个快速发展的阶段，尤其是2018年国家卫健委发布了《进一步改善医疗服务行动计划（2018—2020年）考核指标》之后。该指标要求医院必须建立医务社工和志愿者制度，考核分数也从原来的1分调整为6分，其中包含两个二级指标，医务社工配备情况3分，志愿者服务时长3分。在此政策推动下，各地医疗机构、社会工作机构、医务社会工作者均在加速推动医务社会工作的发展，加大力度提升医务社会工作水平和服务质量，实务界不断深入拓展按病种、按科室划分的专科医务社会工作，理论界、教育界联合实务界不断推出各种研讨活动和培训工作，医务社会工作呈现出蓬勃发展的势头。

无论是实务工作者，还是教育、理论工作者，无论是医疗机构还是社会工作服务机构，都在问：我们准备好了吗？出版这本书，是想对过往的工作做一个总结，特别是对源于西方社会的医务社会工作的本土化实践做一个认真的回顾、反思，力图在新时代背景下，探索符合我国人文传统、生活习惯，符合我国医疗体系特征，符合我国多样性人口特征与行为特征的本土化医务社会工作。因此，本书的结构包括了具体的服务，以及服务模式。

医务社会工作的细分领域相当丰富，因篇幅所限，本书重点关注了安宁疗护、精神心理健康两个主要领域。国家对安宁疗护工作高度关注，开展了第二批试点工作，旨在通过在临终前控制痛苦和不适症状，为疾病终末期或老年患者提供身体、心理、精神等方面的照料和人文关怀等服务，以提高生命质量，帮助患者舒适、安详、有尊严地离世。社会工作在安宁疗护服务中能发挥极大的专业优势，有助于提高生命质量，维护人的基本尊严，也有助于减少无意义的过度治疗，减少资源浪费，促进社会文明进步。加强心理健康服务是社会治理体系、精神文明建设的重要内容，是建设平安中国、健康中国的题中之义。同时，本书也收录了大病救助社会工作的若干案例。开展广泛的社会性医疗救助是我国动员社会力量共同参与消除贫困、全国建成小康社会的必然要求。把传统的大病救助与专业社会工作服务有机结合，提供覆盖经济问题、心理问题、社会关系、社会政策等诸多方面的综合服务，是我们践行“生物-心理-社会”全人服务模式的创新之举。本书收录的各篇文章，均为本土化背景下的创新案例，颇具开创性和启发意义。

本书的出版，得到了爱佑慈善基金会的大力支持。爱佑慈善基金会成立十几年来，一直致力于大病救助工作，并积极推动医务社会工作的发展及医务社会工作与救助工作的融合，在此谨向他们表示崇高的敬意和衷心的感谢。

也感谢各位提供实践探索经验的作者，他们是我国医务社会工作本土化发展的实践者、思考者。感谢中国社会出版社对出版此书的大力支持。

中国社会工作联合会专家委员会委员
中国社会工作教育协会医务社工专委会副主任
中国医院协会医院社工暨志愿服务工委会常委
广东省社会工作师联合会医务社工专委会主任
广东省医务社会工作研究会副会长
关冬生

2021年1月18日，广州

目录 | Contents

—安宁疗护社会工作—

临终关怀服务模式本土化初探

——以广东省佛山市南海区第四人民医院宁养关爱项目为例

洪文扬　陈　奇　蔡　璇 003

重症监护室危重患者及其家属的临终关怀的探讨与反思

——以上海市普陀区中心医院为例　黄建军　李　静 015

社会工作视角下恶性肿瘤患儿的临终关怀服务

李艳红　钮　骏　余　婷 021

医学伦理视角下的安宁疗护 MPT 伦理问题探究

周大双　唐跃中　陈　雯 030

—精神心理健康社会工作—

重症精神障碍康复者家属个案管理服务探索

——以广东省中山市小榄镇为例　刘秀芳　潘雄坤 037

社工咨询门诊在精神专科医院中的应用探索

——以上海市虹口区精神卫生中心为例　胡思远 044

“精”益求“精”

——论精神卫生社会工作服务　席园园 050

脑卒中住院患者心理情绪压力源分析　张一奇　陈朵多 | 059
孕期抑郁情绪的社工介入对产后抑郁的预防效果研究
欧妙贤　许秀定　文芳金 | 064

—专科社会工作—

关爱人流门诊社会服务探索
——以广东省佛山市南海区第九人民医院为例
梁文英　关敏菲　霍颖怡 | 075
医务社工对脑卒中患者的个案介入研究　姜冉冉 | 080
长路漫漫亦灿烂　吴淑婷 | 102
陪你走过艰难时刻
——社区“双老”家庭危机介入个案服务案例　陈安乔 | 113
优势视角下长者生命故事在医务社工服务中的应用
——以四川省成都市新都区第三人民医院红十字医务社工服务为例
黄　慧 | 120

—医疗救助社会工作—

医务社工服务中医疗救助的实践与功能研究　张佳妮 | 131
医务社工服务的资源链接与整合研究
——以广东省江门市中心医院为例　汤美玲 | 141
病人资源中心：全人健康视角下医务社工的发展战略　李　会 | 154

—服务模式—

医学人文关怀与医务社工
——论“健康中国2030”规划背景下中国医务社工的开展
高　黎 | 171
云南省医院引入医务社工的实践与探索　万　真 | 179

从武汉到威海，无国界社工的医务社工探索之路 励 娜 周 甜 186
健康中国战略指引下医务社工服务的发展现状与未来展望
——以广东省佛山市南海区为例
宋宇宏 王 傅 胡文浩 黄匡忠 198
荣誉军人医务社工模式的构建与实践
——以广东省第一荣军医院为例
贺立平 李树红 叶焕源 韩家念 田 甜 210
探索创新，全面推进红十字医务社工专业化
——以四川省成都市新都区红十字医务社工项目为例
宋利棠 黄 慧 王明锐 222
医务社工促进医院跨专业团队协作，实现患者最优结局
——基于广东省工伤康复医院的经验探索 高振林 235

安宁疗护社会工作

临终关怀服务模式本土化初探
——以广东省佛山市南海区第四人民医院宁养关爱项目为例

◎广东省佛山市南海区第四人民医院　洪文扬
◎广东省佛山市北达博雅社会工作服务中心　陈　奇　蔡　璇

摘　要：文章通过文献回顾梳理了我国临终关怀服务发展的现状和临终关怀服务本土化形成的主要服务模式，介绍了广东省佛山市南海区第四人民医院的乡镇临终关怀服务模式及其经验，并提出了实践临终关怀本土化的建议。主要有：依托现有医疗机构提供临终关怀服务、培养多学科的临终关怀方向专业工作者、结合孝德文化推广倡导现代临终关怀理念、完善并推动临终关怀有关政策出台落地。

关键词：临终关怀　服务模式　本土化　乡镇

一、临终关怀发展概述

（一）临终关怀缘起

临终关怀（Hospice Care）被认为是近代医学领域中新兴的一门边缘性交叉学科，根据世界卫生组织（WHO）的定义，是指为那些对治愈性治疗无反应的晚期患者提供积极和全面的照顾，以控制疼痛及有关症状为重点，并关注其心理、社交及精神需要，目标在于提高和改善患者和家属的生活质量。在我国香港地区多被称为“善终服务”，在我国台湾地区多被称为“安宁疗护”，在中国大陆多被称为“临终关怀”。

1967 年 7 月，英国护士桑德斯博士（Dr. Saunders）在英国发起并建成了世界上第一个现代意义上的临终关怀机构，即圣克里斯多夫临终关怀院（St. Christopher’s Hospice）。此后美日等国以及中国香港和中国台湾等地区反应迅速，形成了一场声势浩大的国际性临终关怀运动，至今全世界已经有 60 多个国家和地区建立了临终关怀机构。

（二）中国大陆临终关怀发展现状

20 世纪 80 年代以来，有关临终关怀的理念、概念、理论、原则与临床服务开始陆续被引入中国大陆。1987 年，中国老龄事业发展基金会建立中国第一家临终关怀医院北京松堂关怀医院，该院具有医疗、护理和生活照顾设施，并能为临终老人提供心理关怀、精神慰藉、临终告别等一条龙服务。1988 年 7 月，中国大陆第一个临终关怀研究机构由天津医学院成立，即舒缓疗护研究中心。1998 年 11 月 18 日，李嘉诚基金会捐资汕头大学医学院第一附属医院创建宁养院，是全国首个上门为晚期癌症患者开展临终关怀综合服务的慈善医疗机构。上述三大事件标志着中国临终关怀本土化临床服务实践的起步。经过近 30 年的发展，目前我国临终关怀本土化实践逐渐形成独立临终关怀机构、居家临终关怀、社区临终关怀、医疗护理保险等服务模式。

1. 独立临终关怀机构模式

独立临终关怀机构模式指建立具有医疗、护理和生活照顾设施的医疗护理机构，专门为临终长者提供姑息治疗、安宁疗护及临终关怀服务。在我国，这一模式以北京较具代表性，北京松堂关怀医院是全国首个独立临终关怀医院。到目前为止，北京全市有超过 30 所临终关怀医院，既有公办医院，也有民营机构。独立临终关怀机构模式具有专业的多学科团队以及完备的医疗、护理和生活照顾设施，能够为临终患者提供妥善的临终疗护及关怀服务。

2. 居家临终关怀模式

居家临终关怀模式指主要由家庭成员为患者提供临终关怀照护，同时临终关怀团队定期前往患者家中提供咨询和上门服务。调查发现，受中国传统文化的影响，大多数患者更愿意在熟悉而有深厚感情的环境中走完一生，患者更倾向于在家中离世。同时，目前我国临终关怀机构较少，远不能满足我国老龄化的需求。因此，居家临终关怀是现阶段我国应用较多且最易于被大众接受的一种临终关怀形式，既符合我国的民俗习惯，又能缓解我国医疗配备不足的压力，同时为提高临终患者的生命质量把好最后一关。李嘉诚基金会自2001年起实施的“‘人间有情’全国宁养医疗服务计划”，是最具代表性的上门为返回家庭姑息治疗的癌末患者提供镇痛疗护、心理和哀伤辅导、社会支持等“全人”服务的居家临终关怀项目。项目配备医护人员、社工以及志愿者，定期上门为患者及其家庭提供关怀。研究发现，居家临终关怀服务模式在提高癌末患者生活质量、疼痛缓解度、生命意义方面均优于住院治疗，且居家宁养治疗费用远低于住院治疗费用，家属满意度也较高。不足之处在于家属护理技巧相对欠缺，且在治疗的及时性、针对性上相对较弱，还需要医护体系予以更加积极紧密的配合，以更好地为晚期癌症患者服务。

3. 社区临终关怀模式

社区临终关怀服务是指在社区医院或社区服务站开设临终关怀病房或服务中心为社区内的患者提供临终关怀服务。上海临终关怀服务开展较早，社区临终关怀模式较为突出，目前已形成以社区卫生服务中心为重点、机构及居家服务相结合的安宁疗护服务网络，社区肿瘤预防、家庭病床、安宁疗护门诊和病房“四位一体”的工作模式以及社区家居、机构病房、家庭病床“三床联动”的服务机制。2013年上海市共有安宁疗护机构18家，2016年增加到84家，其中社区卫生服务中心76家，占大多数；2013年上海市共有安宁疗护床位592张，2016年末增长为1441张；其间，印发了《上海市社区卫生服务中心舒缓疗护（临终关怀）科基本标准》等文件，将临终关怀纳入上海市社区卫生服务中心基本服务项目和绩效考核标准化工作量。社区临终关怀模式能够对患者实施全方位的照护，符合人民的需求，且为社区医院增加了效益，是一种较好的模式，但同时也存在技术人员匮乏等一系列问题，仍需加以改进和提高。

4. 医疗护理保险模式

医疗护理保险模式是指依托原有的医疗保险体系，通过政策调整和制度创新，把临终关怀纳入医疗保险体系中。青岛市于2012年出台《关于建立长期医疗护理保险制度的意见（试行）》《青岛市人力资源和社会保障局长期医疗护理保险实施细则（试行）》，又于2015年颁布《关于大力发展临终关怀事业的意见》，开创了中国长期护理保险型临终关怀服务模式的先河。2015 年 5 月，长春市紧随其后，全面实施医疗照护保险，把“五险”变为“六险”，形成养老护理、疾病治疗、临终关怀“三位一体”的整合性社会保险模式。有专家认为该模式更符合中国的国情和社情民意，是中国特色临终关怀事业的发展方向。

（三）临终关怀本土化使命任重而道远

经过 30 年，尽管我国临终关怀事业取得了一定的进展，也在各地形成了各有特色、侧重点的本土化服务模式，但迄今为止，我国仍尚未形成普适性的临终关怀服务体系，具体表现如下。

服务缺口仍然极大，大多数老人的临终关怀需求仍得不到满足。目前中国大陆舒缓疗护相关机构仅 200 余家，从业人员的数量在 40000—50000 人。这一数字对我国庞大的人口体量和飞速增长的老年人口而言，仍显得太过薄弱。据 2015 年英国《经济学人》智库（The Economist Intelligence Unit：EIU）发布的《2015 年度死亡质量指数：全球姑息治疗排名》研究报告显示，中国 2015 年度死亡质量指数综合得分为第 71 名，全国享受姑息治疗的人口不足 1%，极度匮乏临终关怀服务。

地区发展差异大，广大农村地区缺少成型的临终关怀服务。现存数量不多的临终关怀机构、项目多数处于北京、天津、上海、广州、成都、昆明、杭州等大中城市，经济欠发达的广大农村地区基本没有成型的临终关怀服务。

传统生死观阻碍临终关怀事业发展。由于我国传统观念中对死亡的恐惧和忌讳，很多人难以接受临终关怀服务，不仅是病人及其家属，甚至包括部分医护人员、社会工作者都对临终关怀服务避之不及，有的临终关怀服务项目招募工作人员较为困难。此外，临终关怀机构在各地的建立常常遭到周边群众的抵制，北京、上海、广州、南京等地都出现过临终关怀机构因周边群众阻挠抗议而搬迁的事件，如作为国内第一家临终关怀医院的松堂医院至今已搬迁了 7 次。要推动我国临终关怀事业的发展，仍需大力引导社会大众正视死亡、尊重死亡，改变传统生死观。

政策及资金支持滞后，制约临终关怀事业发展。此前我国没有临终关怀相关的法律规范，制约了临终关怀事业的发展壮大。至今，大多数临终关怀机构仍没有被纳入医疗保障体系，医疗保险报销的范围仅限于部分医疗及护理费，未能覆盖临终关怀中的心理关爱、精神慰藉、哀伤辅导等其他服务。在过去的30年，我国医疗卫生机构筹资模式变得日益市场化和个人化，国家卫生预算资金大幅度减少，“卫生经济学”成为中国医药卫生体制改革的理论基础，不仅弱化了政府的责任，且严重侵蚀医疗卫生服务过程中的人文关怀，是我国临终关怀服务体系建设长期发展缓慢，得不到政策支持的主要原因。近年政府在新推出的政策及意见中开始对临终关怀事业有所重视，如2013年《关于促进健康服务业发展的若干意见》、2015年《关于推进医疗卫生与养老服务相结合的指导意见》提出要为老年人提供治疗期住院、康复期护理、稳定期生活照料以及临终关怀一体化的健康和养老服务，积极支持社会力量开办临终关怀机构；2017年国家卫健委制定《安宁疗护中心基本标准和管理规范》及《安宁疗护实践指南》，首次明确规定了临终关怀机构“安宁疗护中心”的建设管理标准。但在如何落实临终关怀事业的经费投入保障方面，尚未有明确的规定。

综上所述，我国临终关怀本土化的使命仍然任重而道远。广东省佛山市南海区第四人民医院正是在上述背景下，开展了广东省乡镇地区的临终关怀本土化实践探索。

二、乡镇临终关怀探索——南海四院宁养关爱项目

我国大陆有着广阔的农村地区，农村资源集中在乡镇，临终关怀服务的本土化势必离不开在农村与乡镇地区的推广。但作为农村地区，其医疗服务水平与城市地区仍有一定的差距。通常辖区内患上癌症等重大疾病的患者都需要到城市里就医，直到积极治疗宣告无效后，多数患者会转回当地乡镇医院进行保守治疗或返回家中等待死亡的到来。由于农村、乡镇地区临终关怀服务的缺失，大多数临终患者只能带着疾病的痛楚和对死亡的恐惧，在冰冷的病房里走完最后几天乃至几个月的时光。因此，乡镇地区临终关怀服务体系的建立，是我国临终关怀事业本土化不可缺失的重要议题。佛山市南海区第四人民医院（以下简称南海四院）作为一个镇级医院，在这方面开展了难能可贵的探索。

南海四院位于南海区西樵镇，是南海西部片区三个乡镇的中心医院，

同时也是集医疗、防保、康复、教学和科研为一体的公立性三级综合医院。2014 年 3 月，南海四院启动了大型公益医疗项目——宁养关爱项目，成为佛山市首家开展临终关怀服务的医疗机构。该项目针对院内部分来自上级医院放弃治疗处理及家属和患者自主放弃积极治疗的危重病人进行姑息治疗。同时，在区卫计局的支持下，该医院通过购买社工服务项目的方式，联合医务社工为上述危重患者提供身体、心理、社会、灵性方面的临终关怀服务。经过近 4 年的探索，初步形成了以镇中心医院为临终关怀服务主体、辐射城镇和周边农村地区、覆盖住院患者及居家患者的乡镇临终关怀服务模式。

（一）多学科合作下的“身心社灵”全方位关怀

南海四院从 2014 年开展宁养服务以来，一直坚持以人为本、全人服务的理念，将重点放在提高危重及临终病人的生活质量上，重在照顾而非治愈，为患者提供情绪、精神支持，为患者的家人及照顾者提供支持，使患者在人生的最后阶段能活得有意义、有尊严。医院为此以购买医务社工服务项目的形式，引入了医务社工参与临终关怀服务，形成了由医生、护士、护工、社工及社会志愿者共同组成的多学科团队。社会志愿者主要由社工链接协调，根据临终患者的需要，包括心理咨询师志愿者、律师志愿者、理发师志愿者、探访志愿者、活动志愿者等。

符合临终症状的患者入院后，由医生、护士根据其身体及病情状况制订并实施以缓解疼痛、控制症状为目标的姑息治疗方案。医护人员将在院内群组通知医务社工，由医务社工与医生或护士一同前往病房探望患者并进行身体状况、心理状况、灵性需求、家庭及社会支持等方面的全面评估，社工依据评估情况制订个案跟进计划。根据患者的需求，社工在直接辅导的同时，也采取个案管理和链接资源的方法，协调相应的专业人员和志愿者为患者提供服务，确保患者得到“身心社灵”全方位的关怀（见表 1）。

社工也会定期组织医生、护士、护工、办公室主任以及家属等共同参与个案讨论会，各方就病患情况变化进行详细的沟通讨论，从而制订出更加适合病人的跟进方案。

表 1 南海四院“身心社灵”全方位关怀体系

全人服务	身体层面	心理层面	社会层面	灵性层面
问题表现	身体疼痛 疾病适应 护理照顾	负面情绪（焦虑、抑郁、恐惧、愤怒、无助感等）	家庭照顾不足 经济困难 社会支持薄弱	死亡恐惧 遗憾心理
服务提供者	医护人员+护工+家属	社工+医护人员+志愿者+家属	社工+志愿者+社区	家属+社工+志愿者
服务方式	身体止痛 护理照顾 营养指导	情绪疏导 陪伴关爱 心理支持 哀伤辅导	家庭动力 资源链接 社区照顾	引导死亡观念 协助身后事处理 协助心愿完成
服务目标	舒缓身体疼痛 获得良好护理 提高生命质量	负面情绪得到舒缓 心理压力有所减轻 孤独无助感降低	照顾者压力降低 家庭动力增强 社会支持增加 能够获取所需社会资源	死亡恐惧减轻 遗憾心理减少

（二）“院舍服务+居家疗护”无缝衔接

住院的临终患者能够享受医院宁养关爱项目服务，获得较高质量的姑息治疗与护理服务，但许多患者会因病情的反复，或短暂好转返回家中休养，或病情继续恶化选择回家临终。根据医院的服务数据，大约有 65%的病人最终会选择回家临终。为了让患者在出院后仍能得到宁养关爱服务，医院建构了转介机制和服务网络体系，在患者出院后，医务社工协调村（居）委及社会组织和志愿者，仍继续定期上门探望患者，以提供心理支持及关注患者身心变化，并在有需要时会同医护人员一起上门探望并指导家属做好护理工作，通过“社工+医护人员+村（居）委及社会组织+志愿者”的形式持续为患者提供临终关怀，实现院舍服务和居家疗护的无缝衔接。

（三）搭建网格化宁养关爱志愿服务网络

在南海四院的宁养关爱服务中，志愿者团队一直发挥着重要作用。宁养关爱服务主要包含院内探访、院外关怀以及宁养服务宣传三个部分。然而西樵镇社区众多，交通不够便利，使很多临终患者在返回家中后无法及时、多次享受宁养关爱服务。对此，项目开展“宁养关爱网格化”志愿服务计划，搭建网格化的志愿服务网络，通过志愿者所居住的固定社区对接周边社区的服务接受者，让患者在回到家中以后也能够就近、定期得到关怀、关注。

（四）案例分享：有心人，无声爱——喉癌患者宁养关爱

1. 个案背景介绍

林叔（化名）是西樵镇人，在几年前做了喉癌切除手术，失去了语言功能，后因癌细胞转移头部，导致头痛再次入院。入院后，林叔的头痛一直都未缓解，使林叔的情绪几度陷入抑郁，甚至有放弃生命的念头。这种情况一直持续到林叔出院返回家中。护士长发现林叔的情绪变化后，将其转介给社工跟进。

2. 介入过程

（1）多方合作　了解情况

接受该个案后，社工向护士了解林叔的就医背景，向照顾林叔的护工了解其日常情绪状况，并与主治医生探讨了林叔的病情。医生从专业的角度为社工讲解了林叔目前的病情发展，提出林叔的癌细胞复发转移到头部，很可能会危及生命。

（2）关注优势　促进沟通

社工在跟进过程中，了解到林叔虽然失去语言能力，但肢体能力良好，也具有一定文化水平，能够使用表情动作以及文字进行基本的交流。因此社工积极与林叔通过文字进行交流，打破了林叔难以与人交流的苦闷，也打破了林叔认为自己无用的迷思。在此后的跟进过程中，社工、志愿者能够与林叔利用文字实现无障碍沟通。

（3）联动资源　多方关爱

社工在跟进过程中充分挖掘林叔的社会资源，链接当地村委会、村党组织、医院内医务志愿者以及社区义剪理发师，实现资源联动化。如在跟进中了解到林叔对党有较深的情感，因此社工联系到当地村党组织，党组织动员党委工作人员召集了几位老党员一起探望林叔，陪他聊天，给他打气，这使得林叔非常的感动和开心，也更加坚定了他要活下去的信心。通过家属了解到林叔仍有头痛症状，社工与医护人员一同前往其家中进行探访，医护人员从专业医学的角度，对林叔的家庭护理作了指导，同时对林叔生口疮的情况也给予了一些用药说明，还引导林叔做一些康复性动作，以防止肌肉萎缩。另外，由于林叔外出行动不便，社工还招募了义剪理发师上门为林叔理发。来自社会各界的关心，让林叔重新焕发了活力，听从了医生的嘱咐，在日常开始做力所能及的运动。

（4）家庭辅导　实现和解

社工在探访过程中观察到，林叔和妻子之间在沟通上常有冲突，即便林叔患喉癌，妻子也并未在语言上让步，这让说不出话的林叔非常难受，采取扔东西的方式以示抗议。社工注意到，虽然林叔妻子说话比较不注重方式，但是对林叔的生活一直都在尽心照顾，可谓“刀子嘴，豆腐心”。社工同理了林叔妻子对目前处境的艰难心态，肯定了她对家庭的付出和照顾，引导其理解林叔目前因疾病所带来的各种负面情绪。同时从家庭动力及优势视角的角度，引导林叔和妻子看到彼此多年以来的付出，促成其相互道谢与道歉。林叔不断点头示意自己会尽力控制住情绪，并为妻子不离不弃的照护流下了感动的泪水。在社工的调解下，林叔和妻子的态度都有所软化，脸上也浮现出轻松的笑容。

3. 小结

社工、医护人员、村党组织和志愿者的共同介入，以及家人的关心，以优势视角为林叔营造了支持性环境，让林叔摆脱了喉癌手术后的抑郁状态，开始积极面对疾病。尽管林叔病情未见好转，随时可能会有生命危险，但林叔已经不再恐惧、孤独，也不再主动寻求死亡，而是选择坦然面对，回归正常化的生活。

三、思考：临终关怀服务本土化的路径及建议

通过南海四院宁养关爱项目的乡镇临终关怀服务探索经验，总结出在我国实践临终关怀本土化的路径并提出以下几点建议。

（一）依托现有医疗机构提供临终关怀服务

临终关怀属于现代医疗健康服务体系的重要组成部分，是一种医疗卫生服务。医院及养老机构是开展临终关怀最常见的场所，大多数患者临终前，除了家人外，医护人员是其身心最密切的照料者。我国基本上已建立三级健康医疗服务体系，遍及城市、乡镇以及部分农村地区，尽管我国专门的临终关怀机构数量较少，但凡接收重症患者的医疗机构都面对着患者临终关怀的需要，承担着在患者的疾病进展期及终末阶段为其提供舒适照护和支持的任务，这是每个医疗机构都会遇到的需求。因此，依托现有医疗机构来提供临终关怀服务不失为一条可行的路径。这一路径的关键是，需加强培训及继续教育，向现有医疗机构医务工作者普及临终关怀服务理念，提升其临终关怀服务能力，如此机构才能更好地承载临终关怀服务的开展。

（二）培养多学科临终关怀方向的专业工作者

临终关怀服务依靠多学科团队开展，离不开医生、护理员、营养师、社工或心理咨询师等专业人士的参与，尤其目前医务社工、心理咨询师、营养师等专业人员在我国欠发达的乡镇地区仍较为罕见，未来普及临终关怀服务时缺口较大。因此，需要大力发展专业课程体系，在高等院校对医学、护理、社工、心理等相关专业的学生普及临终关怀的基础知识和技能，在医疗及养老机构对在职临终关怀服务人员开展临终关怀继续教育，积极发展国家层面的培训和认证项目，培养临终关怀多学科专业人才。培养储备的临终关怀多学科人才，将是未来推广普及临终关怀服务的主要力量。

（三）结合孝德文化推广倡导现代临终关怀理念

在实践中发现，在乡镇中推行临终关怀服务阻力较大，有些家属或患者听到“临终关怀服务”就予以拒绝，在乡镇的临终关怀服务招募专业工作者以及志愿者也比较困难。结合孝德文化去推广倡导现代临终关怀理念，可以改善这一情况。我国是历史悠久的文明古国，尊老孝亲是我国优秀的民族传统，从周代起，孝亲就逐步成为我国人民奉行和推崇的重要行为规范。由孝养到孝敬，反映了中国人对父母亲人的物质与精神上的全面照顾和关怀。临终关怀所倡导的善终其实正是孝德的体现。现代人工作节奏较之农耕社会发生了质的变化，人们不可能做到放弃职业终日在家侍奉处在生命最后阶段的父母亲人，这也使家庭“养老”“善终”的功能有所减弱，而临终关怀提供了子女所无力承担的关怀，解决了患亲之间伦理选择的困难。因此，结合孝德文化来推广倡导临终关怀，让社会大众认同临终关怀也是一种“孝”行，有助于让人们更易于接受并参与临终关怀服务。

（四）完善并推动临终关怀有关政策出台落地是主要任务

在南海四院宁养关爱项目中多次发现，有不少患者因为医保报销政策规定的住院时间及次数限制，不得不多次转院或出院后再入院。对于家庭贫困、依赖医保住院的临终患者而言，大大加深了其转换期间的不便与痛苦。可见，目前一刀切式的医疗保险政策缺乏对临终患者的人文照顾。此外，目前我国的临终关怀服务更多的是个别地区、慈善组织或医疗机构的个别行为，未能形成全国的规范性服务体系，未能完全纳入医疗保障体系中。归根到底，缺少落地政策是主要原因。没有政策和资金的支持，临终关怀服务就是无源之水，若单靠个别机构的自觉参与，则缺乏可持续性，而如果完全依靠市场化来解决这一问题，则无法满足广大底层百姓的善终需求，甚至会加剧死亡的不平等，产生造成社会冲突的隐患。因此，完善并推动临终关怀服务有关政策出台落地，切实把临终关怀纳入全民医疗健康体系中，让临终关怀在我国成为一个普惠性健康福利，是未来我国临终关怀本土化的主要任务。

参考文献：

[1] 罗国轩. 浅析我国老年人临终关怀现状及发展建议 [J]. 科技风，2018 (31)：210+215.

[2] 王宏雁，李卢新，张明珠，周鑫，汪胜. 临终关怀研究综述 [J]. 健康研究，2018，38 (4)：386-389+393.

[3] 郝燕萍，李艳媚，庄静仪，张尧. 广州市临终关怀机构资源及现状调查 [J]. 中国公共卫生，2018，34 (3)：412-414.

[4] 孙向红，王晓芳. 综合医院临终关怀专业护理队伍的建设 [J]. 护理学报，2018，25 (2)：14-17.

[5] 崔檬，王玉梅. 老年安宁疗护准入标准的研究进展 [J]. 实用老年医学，2018，32 (1)：23-25.

[6] 梁丽君，张改改. 中国大陆临终关怀现状研究 [J]. 实用老年医学，2018，32 (1)：20-22.

[7] 李玉婷，杨琳. 我国近十年临终关怀研究热点的 CiteSpace 分析 [J]. 医学与哲学 (A)，2018，39 (1)：33-36.

[8] 刘继同，袁敏. 中国大陆临终关怀服务体系的历史、现状、问题与前瞻 [J]. 社会工作，2016 (2)：34-49+123-124.

[9] 林衍. 谁来关怀临终关怀 [N]. 中国青年报，2014-5-21.

[10] 汤忠萍. 医务社工介入临终关怀服务的实践研究 [D]. 华中农业大学，2013.

[11] 宋欢欢. 临终关怀的社会工作介入及反思 [D]. 华中农业大学，2012.

[12] 罗灵，仲伟爱. 临终关怀与医务社会工作 [J]. 中国民康医学，2010，22 (20)：2610-2611+2662.

重症监护室危重患者及其家属的临终关怀的探讨与反思
——以上海市普陀区中心医院为例

◎上海中医药大学附属普陀医院　黄建军　李　静

摘　要：重症监护室的危重患者与家属的需求呈现特殊性和多层次性，文章以上海市普陀区中心医院重症监护室危重患者临终关怀项目为例，在国内重症监护室患者及家属支持现状的基础上，探讨了危重患者和家属的需求评估、服务策略及评估内容，并提出专业反思。

关键词：临终关怀　监护安宁室

临终关怀（Hospice Care）理念始于英国，在20世纪80年代后期被引入中国。随着我国经济的飞速发展和社会文明的日益提升，人们对生活质量和死亡质量提出更高要求，作为优化死亡状态的临终关怀服务得到了前所未有的发展[1]。2006年，中国生命关怀协会成立后，对全国临终关怀社会工作理论与实务进行深入的探讨和交流。上海市普陀区中心医院作为会员单位，在临终关怀领域进行了积极探索与实践。

一、重症监护室患者及家属支持现状分析及需求评估

重症监护室是抢救、治疗、护理各类危急重患者的场所，由于患者病情复杂、医护人员抢救任务重、环境卫生要求高等多方面因素，形成一个相对封闭的疗护环境，被密切监护着的危重患者和在监护室外守候着的家庭成员的需求呈现出特殊性和多层次性。

（一）探视制度的限制

对于危重患者而言，由于病情复杂、生理疼痛、存活期短、无法面对死亡等因素，存在强烈的焦虑和恐惧心理，分外依赖医护人员和家庭成员的关怀照顾。监护室的限制式探视制度在探视人数、探视时间、探视形式上均有严格规定，并不能完全满足危重患者和家属的陪伴、照顾需求，患者的家庭支持缺失。

（二）宗教信仰的支持

宗教是人类面对未知世界寻求心灵慰藉的方法之一。依据北京零点研究咨询公司在 2007 年“中国人精神生活调查（CSLS）”的数据表明，85%的中国人有某些宗教信仰或某些宗教信仰活动的实践[2]。我们可以借鉴国内外医院的经验，在监护室内满足危重患者和家属对宗教信仰的需求。

（三）临终场所的选择

危重患者无法自主选择临终场所，在患者离世后，家属才被允许进入重症监护室与逝者做最后告别，这时家属常常无法控制情绪而做出过激行为，影响到正常的医疗环境。而有些家属怕影响到其他患者，强行隐忍悲痛情绪，对家属的身心健康极为不利。

（四）家属的遗憾

随着人体器官捐献工作的推广，患者逝后进行器官捐献的案例越来越多。器官捐献手术具有时效性，逝者在手术后通常被直接移入保存柜，无法与逝者做最后告别成为家属的遗憾。

二、项目实施

为满足危重患者和家属对探视、陪伴、照顾、宗教信仰、临终场所的需求，2014 年初，中心医院在外科重症监护室内设立监护安宁室，专用于弥留之际（生存期不超过 24 小时）的临终患者以及逝者、器官捐献者与家属进行临终告别，从医务社会工作视角为他们提供“身、心、社、灵”全面照顾，以达到“去者善终，留者善别，能者善生”的终极目标[3]。

监护安宁室采用“医务社工+医护人员”模式，由医务社工策划组织，医护人员执行开展，充分发挥医疗资源优势，提供家属陪伴、心灵慰藉、临终护理、哀伤辅导等多项服务，从而协助临终患者平静地面对死亡、有尊严地离去，帮助家属获得接受事实的力量和心理支持，顺利度过哀伤期，并进一步促进医患沟通，构建人文医疗环境。

三、服务策略

（一）监护安宁室的布置

医院将外科重症监护室进行重新规划，划分出独立于治疗护理区域的约 9 平方米的私密空间，由医务社工与医护人员结合专业理念一同设计装修，并取名为“监护安宁室”。室内设施统一采用暖色基调，米黄色的墙面、柔和的灯光、移动的病床、舒适的沙发、可更换的宗教信仰画框、作为装饰的鲜花和绿色植物，营造出一个温馨、舒适又具有私密性的临终告别环境。

（二）家属陪伴

临终前家属的陪伴可以让临终患者更安详地离去，家属获得心理安慰，可以帮助减少亲人去世后的悲痛感。监护安宁室成立之后，当患者放弃治疗或抢救无效，在征得家属同意后，由服务团队护送患者至监护安宁室内，与家属做最后告别。在监护安宁室内，家属可与临终患者或对逝者尽情表达情感、发泄伤痛情绪。

（三）心灵慰藉

宗教能慰藉人的心灵。为个性化满足患者家庭的宗教信仰需求，医院在监护安宁室的墙面上设立巨大画框，根据不同患者的宗教信仰，安放相应的宗教画像，播放应景的宗教背景音乐。家属可诵经或祷告，帮助患者和自身在情感上得到支持、心灵上得到慰藉。

（四）临终护理

遗体料理是临终护理的重要环节，不仅体现出对逝者人格的尊重，也是对家属心理的安慰。监护安宁室配备了专用于逝者进行整体护理的毛巾、脸盆、药棉等全套护理用具。在家属的陪同下，护理人员严肃认真地为逝者进行擦身、换衣、化妆、整理仪容等护理，再将逝者妥善移入保存柜。

（五）哀伤辅导

患者的离世是突发的，给家属留下的是悲痛、哀伤、懊悔和无奈，家属通常难以接受。服务团队帮助哀伤者接纳亲人离去的事实，协助其疏导伤痛的情绪，让哀伤者逐渐适应失去至亲的生活，并为其提供善别辅导及殡葬等服务。

四、案例开展

案例1

死者A，男，25岁，外籍人士。上班途中突遇车祸，被急救车送往医院急诊室抢救，后转入外科重症监护室进行密切监护。车祸导致A颅内严重出血，A在住院1天后因抢救无效而离世。

服务过程：逝者家属闻讯从国外赶来，由于事发突然，家属未能与临终前的A见面，于是服务团队将A安排在监护安宁室，等待家属的到来。当时家属悲痛欲绝，难以接受A离世的事实。由于语言和习俗的不同，社工无法为家属提供实质性的帮助。但社工在接触家属的过程中，发现家属是虔诚的基督教徒，于是服务团队在安宁室的宗教墙上换上耶稣的画像，并播放宗教背景音乐，以抚慰逝者灵魂，舒缓家属情绪。

案例2

死者B，女，31岁，由于胃癌住进外科重症监护室，身前签署了器官捐献志愿书。B在病情复发后经抢救无效而离世。B的父母观念传统，希望B能尽早入土为安，不同意B死后再次进行手术。

服务过程：社工在与家属的会谈中，了解到家属的矛盾心理。一方面家属愿意遵循死者的器官捐献意愿，帮助同样被病痛折磨的家庭；另一方面家属知道逝者进行器官捐献手术后会被直接移入保存柜，因觉得女儿不能体面地离去而于心不忍。社工充分理解家属的爱女之情，肯定其无私的奉献精神，一一解答其提出的疑问。在B进行器官摘除手术后，服务团队将遗体妥善安置于监护安宁室内。在家属的陪伴下，护理人员严肃、庄重地为逝者进行清洁、梳头、化妆等护理，给其穿戴上平常最喜欢的服饰，并装饰上白菊。看着B体面地离去，家属感到异常欣慰。

五、成效评估

2014年1月，中心医院在外科重症监护室试点设立监护安宁室，开展临终关怀服务项目，获得家属的认可。后又相继在内科重症监护室、急诊重症监护室设置监护安宁室，至今共为348例逝者、6例器官捐献者办理了临终告别，收到家属专程送来的表扬信、感谢信百余次，家属满意度100%。

监护安宁室作为家属与逝者进行最后道别的场所，不仅帮助患者安详、有尊严而无憾地走到生命的终点，更是让家属获得接受事实的力量和心理支持，帮助他们顺利度过丧亲期。积极有效的临终关怀措施，为促进医患关系和谐、完善优质服务提供了良好的平台，也是医学人道主义精神的完美体现。项目获评上海市改善医疗服务行动“医疗服务品牌”、上海医学伦理学会优秀案例奖、普陀区卫生计生系统首批“医疗服务品牌”等荣誉。

六、反思与建议

（一）提升医护人员抗压能力

重症监护室内收治的均为高危病人，再次抢救或最终死亡的概率较高，医护人员工作繁重、压力大，再加之临床上90后的年轻医生、护士逐渐步入岗位，由于生活阅历等的限制，抗压能力相对较弱。下一步，医院将针对这些处于高压工作状态下的医护人员开展心理疏导小组活动，让其能够更快、更好地转换角色，为病人提供更为优质的护理服务，履行白衣天使的真正使命。

（二）为有器官捐献意愿者提供捐献流程的咨询和引导服务

随着相关部门的重视和媒体的大力宣传，加入器官捐献志愿者行列的人越来越多，但是多数志愿者并不了解捐献流程和注意事项。医院将选派相关人员进行专业培训，为有意愿捐献的志愿者提供咨询和引导服务。

（三）关注危重症患者家属的早期心理辅导（干预）

家属是重症监护病房中危重症患者最有力的社会支持来源，家属的情绪和心态会影响到患者战胜病魔的信心[4]。医务社工可给予家属相应的干预措施，如开展同伴支持、减压、医学知识科普等小组活动，以提升家属的心理支持能力，恢复其心理、社会功能。

参考文献：

[1] 马建军．浅谈临终关怀［G］．第二十六届航天医学年会暨第九届航天护理年会论文汇编，2010.

[2] 刘敏芳，陈晓萍，刘晓峰．民俗信仰概念浅析［J］．陕西社会主义学院学报，2015（4）：52-53.

[3] 史柏年．逝者善终 留者善别——癌末患者宁养社会工作的理论与实践［M］．北京：北京大学出版社，2016.

[4] 李丽，沈乐，赵继军．外科 ICU 患者救治早期家属心理压力的现况调查及对策分析［J］．解放军护理杂志，2012（17）：13-16.

社会工作视角下恶性肿瘤患儿的临终关怀服务

◎上海市儿童医院　李艳红　钮　骏　余　婷

摘　要：2004年起，儿童临终关怀服务开始在世界范围内越来越受到社会重视。相较于成人离世，儿童离世给患者家庭带来的挫败感和失落感更强，影响时间也更持久。儿童临终关怀服务作为一项新兴的人文关怀服务，在我国尚处在起步阶段，需要得到政策制定、社会关注、专业培训与督导等支持。本文就肿瘤患儿临终关怀实践服务展开讨论，希望对儿童临终关怀服务给出可参考性建议。

关键词：恶性肿瘤　儿童医院　临终关怀

近年来，我国恶性肿瘤发病率呈现逐年上升趋势，致死率也在不断上升，病人群体呈现出低龄化的特征。儿童恶性肿瘤仅次于意外死亡，仍是我国儿童死亡的主要原因之一。2004年全国肿瘤防治研究办公室的统计资料显示，儿童恶性肿瘤的发病率在城市为14.91/10万，农村为7.23/10万，且近年来已经翻番。

当前，社会中越来越多"4+2+1"家庭结构模式的出现，使得儿童罹患恶性肿瘤成为整个家庭的重大"灾难性"事件，这对患儿家庭生活质量及整个家庭正常的生活秩序都造成了极大影响。

一、恶性肿瘤患儿临终关怀的背景

由于没有及时发现恶性肿瘤患儿患病、没有及早进行正确医治等原因，很多患儿的家长在入院治疗后不久就收到了医生的"坏消息"，即患儿疾病不能治愈，将不久于人世。这使得恶性肿瘤患儿的临终关怀服务开始越来越被需要。下文中所提及的患儿均指末期恶性肿瘤患儿。

20世纪60年代，现代临终关怀服务在英国出现，1967年桑德斯博士在伦敦创立的圣克里斯多夫关怀院，成为现代第一家临终关怀机构。临终关怀作为一种特殊服务，是对生存时间有限（6个月或6个月以下）的临终患者及其家属提供的一种全面的照顾，包括医疗、护理、心理支持和社会服务等各个方面，从而使临终患者的生命质量得到提高，少痛苦、甚至无痛苦地走完人生的最后旅程，使其家属的身心健康得到维护和增强。崔以泰教授在1990年建立了中国的第一家临终关怀病房，对促进老年临终关怀服务的发展起到了重要作用。而在2004年，世界范围内将临终关怀的重点领域放在了儿童临终关怀，越来越多的儿童临终关怀机构开始建立。目前，儿童的临终关怀服务提倡以居家模式开展，让儿童在熟悉的社区中得到全方位专业照顾，极大减轻了医院的工作负担与家庭的经济支出，也有助于医疗资源的有效利用。

研究显示，临终关怀服务对患儿的疼痛管理和症状照护、减缓患儿及家庭的精神压力、减轻负性情绪的作用非常明显。临终关怀服务有助于减轻患儿和家庭的痛苦，让处在终末期的患儿能够走得更加安详，其家长也能在患儿离开时得到最大的心理安慰。

二、患儿临终关怀服务的内容与实践

国外临终关怀服务主要以团队形式开展个别化、多样化服务，包括医护人员、专业的临终护理人员、社会工作者、儿童生活专家、宗教人士、儿童心理治疗师、音乐或者游戏治疗师等，旨在通过各成员的通力合作，使患儿及家庭得到支持。目前儿童专科医院的儿童临终关怀服务，主要有科室医护人员转介与医务社工临床发掘两种形式，其中又以科室医护人员转介为主要形式。专门的儿童临终关怀机构数量少，且与专业临终关怀机构的转介机制还不成熟。上海市儿童医院（以下简称儿童医院）的末期肿瘤患儿的临终关怀服务主要由医务社工与医护人员合作进行。

患儿临终关怀的服务内容不仅包含患儿疾病疼痛和症状管理，还有对患儿及家长进行心理支持和社会支持、灵性需求的回应，在现实条件允许的情况下对患儿家庭进行未来发展性生活的规划指导，与家长一起就患儿离世进行事先准备，后期为家长提供哀伤辅导、情绪支持。

医务社工作为医疗团队的一分子，在对末期肿瘤患儿进行临终服务时，应与医护人员及家长保持紧密联系，确定开始服务的时间，有效评估患儿家庭的服务需求，制订符合实际情况的患儿疗护计划和干预服务计划，确定是否需要转介和链接社会资源，灵活干预实施，评估干预结果。服务以提高患儿生存质量为核心，肯定患儿的生命价值，保障患儿及家庭的自主权益。

（一）对患儿的临终关怀服务

面对末期肿瘤患儿，在为其提供服务之前，社工要积极从可获得的资源中了解其服务需求，与患儿建立信任关系，倾听患儿的需求，鼓励患儿主动表达自己的想法。

1. 生理照护

研究表明，49%的生命末期儿童最后死于医院，存在症状主要为疲乏、疼痛、呼吸困难、食欲减退、抑郁、焦虑等。这需要医护团队根据患儿身体的实际情况进行针对性及个性化的临终关怀护理服务，主要进行躯体疼痛管理及症状管理，以提高生命的舒适度。在儿童医院里，“我已经接受了孩子留不住的事实，但看 Ta 这么难受简直要我的命”，这是很多末期患儿家长的苦楚。在面对患儿疼痛时，社工可以参与到患儿疼痛管理中，不仅在患儿治疗时采用言语引导、注意力转移、音乐引导等方式进行情绪舒缓，同时和家长与医护人员一起进行患儿末期舒缓治疗方案的制订。

2. 心理和社会支持等

儿童临终关怀服务与成人临终关怀服务有较大不同。由于心智尚未成熟，儿童对死亡认识不全面，甚至缺乏认识，要根据患儿的年龄及心理特点进行心理及情绪支持的服务。

患儿在生命末期会变得敏感，因对即将发生的“死亡”事件认识不清，会害怕、苦恼，希望得到父母更多的关心和关注，以实现内心的满足，获得面对“离开”事实的勇气和力量。社工可引导家长回忆患儿成长过程中的美好，向患儿展示家长对 Ta 的爱与感谢，让患儿意识到 Ta 的到来给家庭带来了众多的欢乐，肯定患儿的价值和力量。同时，患儿对“离开”会有诸多疑问，社工要引导家长尽可能地根据患儿的心智水平，以患儿能理解的方式，解答患儿的疑问，不美化死亡，从而促进患儿内心平静，实现身体安适。

患儿小 A 是一位 10 岁的女孩，神经母细胞瘤四期，在确诊后的第 7 个月下旬，病情开始恶化，医护人员建议家长珍惜接下来的时间，带孩子回家，以提高患儿生存质量为主。患儿生病前活泼好动，与小病友及家长互动频繁、关系好，与家长间互相关心。患儿母亲表示患儿懂事聪明，懂得体谅她的辛苦。患儿母亲认为患儿还小不懂得生死，不愿与患儿谈及该话题。

小 A 告诉社工：“我不想再去重症监护室了，那里真不是人待的地方，好人（指心智正常的人）进去也会变成傻子。其实我大致知道一点，怕我妈难过没说，我想回家，一直在治病，（‘患儿离开’）也不用花钱了，因为给我治病家里借了好多钱，这样我爸妈、我姐都不用太辛苦了。”在科室医生的转介下，医务社工与小 A 进一步建立了服务关系，以同伴者、支持者的角色赢得其信任，并得到了小 A 的“真心话”。

患儿在末期面临疾病疼痛等症状困扰时，会明确表达不想继续在重症监护室抢救的想法，想获得对生活的自主权。“我想回家，我想跟表哥表姐去玩一下，想去楼下的小吃街喝酸辣汤。”这是小 A 的“愿望”，也是小 A 最直接的想法。社工要善于有技巧地引导患儿将自己的想法表达出来，尤其在当患儿表达出对死亡的惧怕时，社工要向患儿强调 Ta 给家庭及父母带来的欢乐及 Ta 的价值和重要性。如上述患儿家庭中，亲子间的互相关爱，患儿的懂事与体谅父母，社工与患儿父母的积极沟通，为亲子创造了机会，让他们在最后的相处时光中互相明确表达爱和感谢，实现家庭成员间的互相支持和不留遗憾。社工也不主动向患儿解释死亡的含义，患儿对死亡有自己的认识和理解，社工要做的是让患儿在最后的时光，依然拥有生活的自主权，让整个家庭去追求更高的生活质量。

同时，患儿在治疗过程中，与并肩作战的小病友也会结下深厚友谊，尤其是异地就医患儿，长期离开常住地，与之前的朋友同学联系减少，同辈支持来源就主要来自病友。社工为其创建机会与平台，联络同辈支持群体，能够为患儿提供支持，减轻患儿的焦虑与害怕。并且，儿童医院血液肿瘤科患儿也得到了社会爱心志愿者的关心，在医院的支持下，志愿者定期到病房为患儿开展爱心活动，减轻患儿的害怕、焦虑情绪，在患儿身体条件允许的情况下，带患儿外出活动，丰富患儿的生命色彩。

（二）对患儿父母的临终关怀服务

社工要善于根据文化水平等情况，以患儿家长能理解和接受的方式与其保持交流，并为医患沟通、共同决策照护方案搭建平台，根据患儿家长的实际情况灵活开展服务。

1. 患儿离开事件的准备与处理

在确定和接受患儿即将离世的事实后，社工在前期与家长建立信任关系的基础上，与医护人员一同向家长说明目前医学的有限性，并制订后续舒缓方案，辅以临终关怀护理，让家长拥有提高患儿生命最后时期生活质量的自主权，从而减轻患儿家长的内疚感和负罪感，重构家长的生命力。医务社工可与家长一起进行告别仪式的准备，并成为家长情绪的支持者和照顾者、陪伴者；促进家长与患儿的互动和沟通，珍惜最后的亲子时光，理解患儿未完成的心愿，一起去做患儿想做的事情，减少遗憾，理性面对患儿即将离开的事实，避免因患儿突然离开而慌乱，平静地和患儿走完最后一段路程。

"她很早之前就想回南京的家看看了，自从她生病后我们都没回去过，在上海外婆家住着，她一直觉得这不是自己的家。她看手机上有孩子去公园看花晒太阳，她说她也想去。"近一年的时间里，妈妈和外婆一直在照顾患儿小B，在医生告知治疗已经到极限时，家长虽因为长时间与患儿并肩作战，热切盼望奇迹发生，但也较快地认清事实。医务社工联系主任医师、主管护师和管床护士，对家长进行照护指导支持，减轻家长的焦虑和无助，鼓励母亲向患儿道谢和表达爱，并做好道别。社工邀请患儿父母一起单独面谈，让父母通过讲述患儿成长经历，发泄情绪，引导家长在回忆中找寻生活的力量，感悟患儿的到来给家长带来的美好。

2. 肯定家长付出，鼓励表达爱

"感觉没能给孩子一个健康的身体，让孩子受罪，很自责。"这是很多末期肿瘤患儿家长的常见想法。怎样引导家长将注意力放在与患儿相处的宝贵亲子时光，以及彼此间爱的表达上，不纠结于已发生的事实，是医务社工在儿童临终关怀服务中的重要内容。通过家长主诉回顾孩子的到来给家庭带来的喜悦，让家长重温亲情。在叙事中，社工以正向视角肯定家长在养育及治疗过程中，对患儿的付出和关心，进一步肯定家长的价值以及对患儿的爱，纾解家长因患儿即将离世所带来的内疚感和失落感，促使其有效把握最后的亲子时光。“妈妈做了身为母亲能做的所有事情，24 小时给她关心和照顾，她知道妈妈很爱她，她也很爱妈妈，她肯定希望妈妈能健康幸福。”社工可从患儿的角度出发对家长的付出进行肯定，减轻家长的内疚情绪，帮助家长正向面对未来。

3. 未来生活目标的确定

“时间是最好的良药”，随着时间的推移，丧亲之痛会有所减轻，但儿童离世比成人离世给在世之人留下的影响更长久，需要亲朋的关心和支持，以及专业人士的帮助。社工有必要提醒家长对其他子女和家庭成员进行关注，而针对家长的情感和精神支持，也需要有技巧、有目的地将家长“拉回”现实，促使其重构生命的意义。未来生活目标的确立，如孕育新生命、完成与患儿达成的约定等，对促进患儿家长尽快恢复正常生活有积极作用。在社区临终关怀服务模式中，社工要紧密联系其他家庭成员及社区资源，为患儿家长树立新的生活目标提供有利的支持环境。

社工也要关注到大多数患儿家庭在给患儿治疗的过程中，耗费了大量的金钱，不同程度地影响着整个家庭未来的生活质量。如何改善这一问题，还需要进一步协调社区及政府的相关资源，如经济援助、职业培训等。

三、当前我国恶性肿瘤患儿临终关怀服务的思考

（一）临终关怀服务的伦理制度

患儿的临终关怀服务由谁决定开始，医护团队的建议对家长而言作何种参考，究竟何时是实施临终关怀服务的最佳时机，这都需要有明确的伦理制度指明。当医生单方面告知家长“坏消息”时，家长最初会很抵触、不接受，不管付出何种代价都要治疗，只求奇迹发生，或是为了延缓患儿

离开的时间以弥补家长内心的愧疚，医生也容易产生无力感和内疚感，医疗纠纷的可能性也会随之增加。明确儿童临终关怀服务伦理操作制度，能够使整个临终关怀服务团队合作更加顺畅高效，从而保证临终关怀服务的开展和服务的质量，避免可能的法律诉讼，防止放弃治疗被滥用。

（二）加大国家层面的法规政策与制度支持

天津第一家临终关怀病房的设立标志着中国临终关怀服务开始正式起步，这当中主要涉及的服务群体为老年群体，专业儿童临终关怀服务少之又少。2006年，中国生命关怀协会成立，但目前专业的生命临终关怀机构仍然为数不多，且团队组成、设施服务等均不能有效满足临终患者及家庭的需要。仅仅依靠机构的力量，远不能促进临终关怀服务的长效发展，需要国家层面出台相应的政策与制度予以支持，以完善和明确的制度推动临终关怀服务向前发展，引导社会大众加大对临终关怀事业的关注。

（三）临终关怀服务团队的专业培训与督导

提高我国儿童临终关怀服务的整体质量与水平，需要加大对临终关怀服务人员的培训与督导，提高相关从业人员的临终关怀服务知识与技巧。社工既要学习临终关怀服务的基础理论知识，如疼痛管理、症状管理、个性化护理、灵性服务等，也要在督导的带领下，在实践中掌握临终关怀服务的技巧。积极借鉴国外临终关怀教育模式，如加拿大已经形成了较为完善的临终关怀教育模式，可学习其有益经验，并结合我国国情，逐步探索我国儿童临终关怀的服务教育模式。同时，在国民教育中，增加生命教育和生死教育的内容，提高国民对生命的敬畏，帮助国民树立正确的生死观，从而在生命即将逝去时更加从容。

（四）引导社会对临终关怀服务事业发展的支持

国外的住院或居家临终关怀服务基本上是免费的，美国也将宁养服务纳入了医保范围，临终关怀服务事业得到了社会和政府的广泛支持。儿童临终关怀服务在我国发展缓慢，得到的社会支持和资源还相对较少。要引导社会慈善团体及个人参与进来，制定和实施相应的保险政策，调动和利用好社会资源，尝试在每个城市设立专门的儿童临终关怀机构，或在儿童专科医院里建立临终关怀病房，组建临终关怀服务团队。

四、结语

社会工作作为一门助人的专业和职业，最珍贵之处在于能在他人生命脆弱之时给予支持、关怀和陪伴，让案主拥有希望，产生力量，安适面对生命的逝去，关注到生命的质量与生命的长度同等重要。目前儿童临终关怀服务处在发展阶段，越来越得到学界及医疗界的关注。期望后续在国家和社会的不断支持下，学习国外先进经验与知识，结合国情，形成有中国特色的儿童临终关怀服务，不断提高患儿以及家庭的生命质量与生活质量，实现生命的“优生”与“优逝”。

愿逝者安息，生者如斯！

参考文献：

［1］杨永华，王家宜，刘小红．关于儿童恶性肿瘤放弃治疗的伦理学思考［J］．中国医学伦理学，2018，31（1）：45-49.

［2］全国肿瘤防治研究办公室，全国肿瘤登记中心，卫生部疾病预防控制局．中国肿瘤登记年报 2004［M］．北京：中国协和医科大学出版社，2008：54-58.

［3］姜安丽．新编护理学基础［M］．北京：人民卫生出版社，2006：480.

［4］Toce S.，Collins M. A.．The FOOTPRINTS model of pediatric palliative care［J］．J Palliat Med，2003，6（6）：989-1000.

［5］Lindley L.，Mark B.，Lee S. Y.．Providing hospice care to children and young adults：A descriptive study of end-of-life organizations［J］．J Hosp Palliat Nurs，2009，11（6）：315-323.

［6］Dickens D. S.．Comparing pediatric deaths with and without hospice support［J］．Pediatr Blood Cancer，2010，54（5）：746-750.

［7］Klick J. C.，Hauer J.．Pediatric palliative care［J］．Curr Probl Pediatr Adolesc Health Care，2010，40（6）：120-151.

［8］周玲君，赵继军．癌症儿童的临终关怀［J］．现代护理，2006，12（1）：93-94.

［9］徐华，范宇君．儿童临终关怀与社会工作［J］．社会工作，2014（5）：49-54+153.

［10］郭娜．我国临终关怀面临的问题及其对策［D］．石家庄：河北师范大学，2013.

［11］黄京京．瑞典临终关怀工作工程和沟通技巧研究［D］．济南：山东大学，2013.

［12］冉伶，许毅．儿童临终关怀的发展［J］．医学与哲学（A），2014，35（1）：37-39.

医学伦理视角下的安宁疗护 MPT 伦理问题探究

◎上海市徐汇区康健街道社区卫生服务中心　周大双　唐跃中　陈　雯

摘　要：安宁疗护是一种关注患者及其家庭，从身、心、社、灵全方位对其进行服务的医学模式，多专业团队（Multi-professional Team，MPT）作为安宁疗护一种新的服务方式，涵盖医生、护士、社工、志愿者、护理员、患者及家属等不同角色，涉及错综复杂的伦理关系。文章从安宁疗护MPT与医学伦理、安宁疗护MPT中的医学伦理原则及伦理思考三方面阐述与安宁疗护MPT相关的伦理问题。

关键词：医学伦理　安宁疗护　多专业团队合作

随着现代科学知识的发展，医学科学建立了现代“生物-心理-社会”医学模式，越来越尊重人的权利，注重从人的整体层面解释医学。21世纪初，医生丽塔·卡蓉（Rita Charon）提出了“叙事医学”（Narrative medicine）概念，进一步从人的多种角度理解医学的“生物-心理-社会”模式。叙事医学被定义为用叙事能力来实践的医学[1]，叙事能力即对患者的故事进行吸收、阐释、回应并使之感知，这种能力有助于医护人员在医疗实践中提高对患者的共情能力、职业精神、可信赖程度和对自身的反思[2]。

一、多专业团队（MPT）合作与医学伦理

安宁疗护（Hospice Care）即临终关怀以临终患者和家属为中心，以多学科协作模式进行，主要内容包括疼痛及其他症状控制，舒适照护，心理、精神及社会支持等[3]。2012年，临终关怀开始作为一项上海市政府实事项目

在全市推广。截至2018年，上海市安宁疗护已进入第六年，安宁疗护越来越注重团队式合作。上海市徐汇区康健街道社区卫生服务中心推出安宁疗护多专业团队（Multi-professional Team，MPT）合作模式，即在安宁疗护病区每周由医务社工带领安宁疗护专职医生、护士、护理员、志愿者、宗教人士等进行一次多专业团队合作查房，并在查房后由各专业人士针对患者及家属的情况，从自身专业角度出发，找出患者及家属遇到的问题并分析解决方式，由此为安宁疗护患者及家属提供身、心、社、灵全方位的服务。

从叙事医学伦理视角看，安宁疗护MPT涵盖医生、护士、社工、志愿者、护理员、患者及家属等医疗单位中不同角色的人群，其间存在着错综复杂的伦理关系。

二、安宁疗护MPT中的医学伦理原则

（一）知情同意原则

知情同意是指患方在医师提供足够的相关信息的基础上作出同意或选择的自主决定[4]。在安宁疗护MPT正式成立时，既要充分考虑到患者与家属的知情同意权，也要考虑安宁疗护团队工作人员的知情同意权。因此在首次进行MPT联合查房时应及时与安宁疗护工作人员沟通，阐述清楚MPT中每个人的角色与功能，同时也要定期与患者及家属沟通，帮助其了解安宁疗护MPT。

案例1

刚开始知道要进行MPT查房的时候，我（安宁疗护专职医生）也不知道该做什么，就跟大家一起去查房嘛，后来进行两次之后悟出一点来了，就是大家一起合作为安宁患者提供更全面的服务，说白了就是大家从自己的专业角度去看这个患者有哪些问题，再去讨论怎么解决。可是最开始我们自己都弄不清楚MPT在做什么，家属问起来的时候我也很难跟他们解释，这个MPT知情同意还是要跟患者及家属好好再沟通的。

知情同意作为患者及家属的基本权利，安宁疗护MPT工作人员必须与

患者及家属进行详细的沟通。康健街道社区卫生服务中心在近一年中共签署40份知情同意书，凡是签署知情同意书的人均为有行为能力的患者或患者监护人，充分保证了知情同意原则的践行。

（二）相对保密原则

保密原则是指涉及患者及家属个人信息的内容，安宁疗护 MPT 有责任采取适当的措施为其保守秘密，但应注意保密原则的相对性。当某人或某群人由于不了解患者的某种医疗信息，致使患者的健康和生命处于某种不确定的、道义上无法接受的伤害时，医师应采取行动以避免或减少伤害，此时保密原则应让位于防范原则[5]。因此，在安宁疗护 MPT 组建初期，应明确阐明在涉及患者及家属生命、触犯法律等严重事件中，安宁疗护 MPT 有打破保密原则的权利。

案例2

我（安宁疗护医务社工）在接触552床这个患者时，已经看出她心情不好，后来在一次日常评估中，她悄悄跟我说："我没跟任何人说过，我有时候疼得不想活了。"本以为患者只是抱怨，但经过谨慎判断后发现患者是真的有自杀想法，于是我第一时间跟团队报备并提议将患者列为安宁疗护 MPT 观察对象……后来在进行安宁疗护 MPT 案例讨论中，大家认为我在伦理选择中将患者生命列为第一位的做法是正确的，在帮助患者的同时也坚守了相对保密原则。

相对保密原则是获得患者及家属信任的基础，家属作为护送患者至安宁疗护病区的监护人，是安宁疗护 MPT 接触的第一位关键人物，他们的信任是安宁疗护工作正常进行的基本保障。同时相对保密原则是提供有效服务的基础，在获得患者及家属信任后，安宁疗护相关治疗及人文关怀服务作用才能得到最大限度的发挥。相对保密原则不仅是团队的基本职责，也是维护专业使命的基本保障。就安宁疗护 MPT 来说，整个团队都有遵守相对保密原则的义务。相对保密原则既是社工伦理的要求，也是医学伦理的要求。

（三）个别化原则

个别化原则是一种分别、逐一对待的方法，认为一个人是唯一的、不同的实体，应该受到不同的对待，个别化原则体现的是对个人的尊重[6]。从叙事医学伦理角度看，安宁疗护 MPT 在工作中应遵循这一原则，在整个医疗环境中，应充分意识到每个人的独特性，认识到问题有普遍性但处理方式应个别化。

案例 3

551 床家属向我（安宁疗护专职护士）提过因患者异地就医医保无法结算而经济上有点困难的事情，我就想起来之前我们社工给一位贫困老人申请到了 5000 元的贫困补助，想着一样是贫困的情况，就把患者的情况向社工说了。后来在 MPT 讨论中社工提到这位患者虽然跟之前那位贫困老人一样是经济问题，但情况大不相同：患者有两个女儿赡养，许多贫困补助无法申请。我才意识到即使都是贫困问题，但家庭环境不一样还是很影响最终结果的，事情并不是我想当然的那样。

安宁疗护 MPT 将每一位患者及其家庭视为完整的人，既要考虑到患者及其家属的生理状况，也要考虑到其家庭状况。问题有相似性，但解决方式和最终呈现的结果不可能完全一样，在服务中要注意患者及其家庭的独特性。

三、安宁疗护 MPT 中的伦理思考

安宁疗护关注患者及其家庭中的人和事，其中会有许多现实伦理学争议的问题，现提供思考如下。

（一）知情同意与叙事医学伦理

在案例 1 中，医生提到不知该如何向患者家属解释。没有患者的知情同意时是否可以进行安宁疗护 MPT 查房，或在只有家属知晓病情程度而患者并不知晓病情程度的情况下，是否可以进行安宁疗护 MPT 查房，这些都

是需要再进行伦理讨论的。在查询完患者生理状况后，由社工单独进行“心理-社会”查房可能是一种对不知情患者而言比较人性化的处理方式。

（二）相对保密与叙事医学伦理

在案例2中，患者表现出自杀倾向，因此安宁疗护MPT能够及时作出反应。但如果是患者向安宁疗护MPT倾诉自己早年对家人做过的错事等情况时，安宁疗护MPT对是否需要打破相对保密原则需要谨慎思考。

（三）个别化与叙事医学伦理

在案例3中，患者对于经济资助有需求，但应充分考虑患者的家庭环境、经济状况以及社会政策等相关内容，从而帮助患者及其家庭找到合适的途径去解决问题。

现代医学模式从生物医学模式转变为“生物-心理-社会”医学模式后，越来越注重“人”在医学中的地位，医生、护士等人也逐渐越过“疾病”去看患者“本身”，这是“生物-心理-社会”医学模式的具体践行，也是从“以疾病为中心”到“以病人为中心”的转变的体现[7]。

参考文献：

［1］Charon R.. Narrative medicine: A Ymodel for empathy, reflection, profession, and trust［J］. JAMA, 2001, 286（15）: 1897-1902.

［2］刘颖颜．叙事医学视角下社区晚期癌症患者临终关怀的伦理挑战［J］．中国医学伦理学，2016，29（2）：271-274.

［3］国家卫生计生委办公厅．国家卫生计生委办公厅关于印发安宁疗护实践指南（试行）的通知［Z］.2017-1-25.

［4］艾尔肯．论医疗知情同意理论［J］．河北法学，2008（8）：81-88.

［5］刘俊香．临床保密中的防范原则［J］．基础医学与临床，2007（6）：693-695.

［6］陈钟林，黄晓燕．社会工作价值与伦理［M］．北京：高等教育出版社，2011.

［7］陈德芝，施永兴，吴玉苗，徐东浩．伦理视野下的安宁叙事实践与价值［J］．医学与哲学（A），2018，39（7）：68-71+75.

精神心理健康社会工作

重症精神障碍康复者家属个案管理服务探索
——以广东省中山市小榄镇为例

◎广东省中山市北达博雅社会工作服务中心　刘秀芳　潘雄坤

一、引入

晴康家属支援项目是广东省中山市小榄镇卫生和计划生育局（以下简称卫计局）向中山市北达博雅社会工作服务中心购买的社会服务。该项目致力于关注、改善重症精神障碍康复者家属（照顾者）的生活质量，运用社会工作专业方法协助康复者家属（照顾者）提升应对困难的能力，减轻压力，并缔造有利于康复者融入社群的环境。

重度精神疾病（包括精神分裂症、双相情感障碍、偏执性精神障碍、分裂情感性精神障碍、癫痫所致精神障碍和严重精神发育迟滞六大类）是非常复杂的疾病。一方面作为照顾重症精神障碍康复者的家属会因碰到诸多问题，如害怕他人知道病情以及不懂如何与他人相处等，防备心强，社工只有与家属建立良好信任关系才能了解其真实情况，另一方面这些问题复杂而多重，在为其提供服务时需要其他部门、专业或学科的共同介入。文章以北达博雅社工服务过的有代表性的个案为例，积极探索个案管理在重症精神障碍康复者家属服务中的运用。

二、案例背景

案主，男，55 岁，从事保安工作，与妻子（精神分裂症康复者，有妄想症状）育有 1 女 1 子，女儿已出嫁，儿子大学毕业近期才找到工作，目前一家三口一起生活。案主在 2016 年建了新房，欠债 30 万元，康复者每月药费 1500 元，家庭经济压力巨大。

案主一直埋怨康复者服药两年多病情未有好转，甚至多次有减药或停药的念头。他很焦急，又很无奈，觉得自己压力大，有时忍不住会责骂康复者，希望得到社工帮助。

三、案例分析

通过向案主和社区收集到的案主家庭的资料，社工从以下几个方面分析案主的需要。

（一）舒缓照顾压力的需要

案主照顾压力源有：第一，康复者服药两年多病情未有好转，案主对精神康复的认识不足；第二，案主和康复者的相处模式为“高情感表达”中的批评和指责，案主以过分严肃、批评、责备的态度对待康复者，致使康复者处于紧张不安、不知所措的境地，疾病容易复发。故需协助案主增强对精神康复的认知，改善案主与康复者的相处模式。

（二）构建家庭支援网络的需要

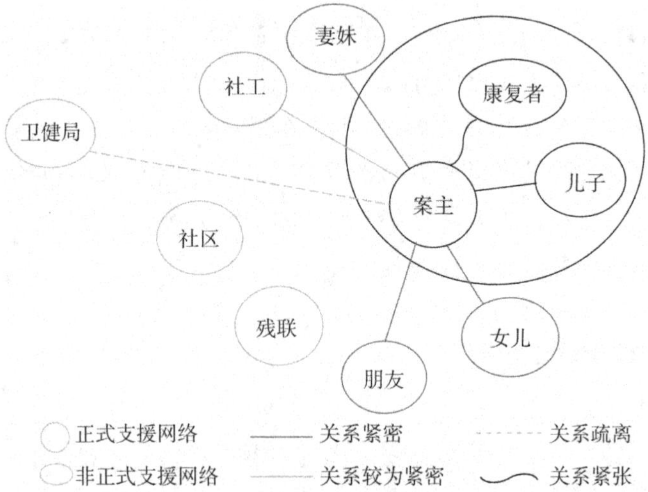

图 1　案主的支援网络

图 1 显示，在正式支援网络中，案主与卫生健康局（以下简称卫健局）、社区和残疾人联合会（以下简称残联）等的关系较为疏离；社区需要定期监管康复者服药情况，与案主关系单向紧密；近期社工通过家访接触，与案主建立了专业关系，关系较为紧密。案主非正式支援网络有家人、女儿、妻妹和朋友，在这些非正式的支援网络当中，案主与女儿、妻妹和朋友的关系相对紧密，与康复者有冲突。

社工了解到，案主社交圈子较小，从社区获得的资源和信息有限，社工需要协助案主加强支援网络的联系。

（三）减轻经济压力的需要

康复者每天需要服用精神科药物，每月的支出给家庭带来很大的经济压力，社工需要向卫健局、残联沟通，了解精神分裂症相关优惠政策的申请流程，协助案主申请特种病证和残疾证。

综合以上，经过评估，社工决定以个案管理模式进行介入，联动多个部门，整合资源、提供服务以解决案主问题。

四、服务计划

（一）介入理论

1. 个案管理模式

美国的巴鲁和明克（Ballew & Mink）在对个案管理的定义中表明，在多重问题或多重需要案主的介入过程中，除了要增进案主使用资源的知识、技巧和态度外，更要重视培养案主获得及运用资源的能力。

2. 生态系统理论

生态系统理论强调发展个体嵌套于相互影响的一系列环境系统之中，在这些系统中，系统与个体相互作用并影响着个体的发展。图 2 显示生态系统包括个人系统（照顾压力）、家庭系统（支援网络）、社区系统（政策资源）。社工把案主、案主家庭和社区看作一个系统，通过改变这 3 个子系统，来达到解决案主问题的目的。

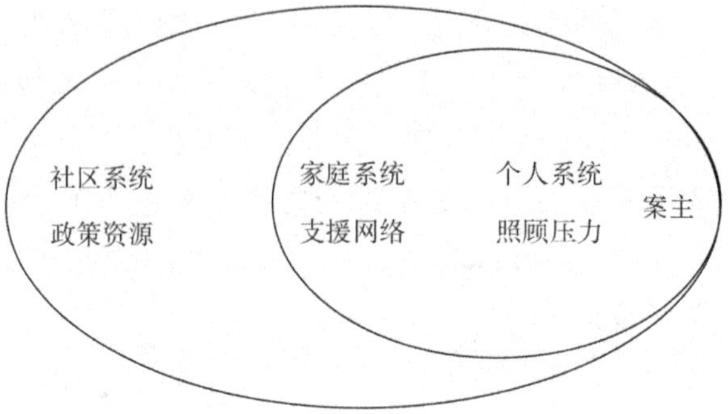

图2　生态系统

（二）服务目标

案主非主动求助，是由社区提供资料，社工走访接触后发现案主改变的动机较强而决定介入的，协助其确定的服务目标和具体的介入方式如下。

第一，协助案主向卫健局、残联申请特种病证和残疾证，减少费用支出，以减轻家庭经济压力。

第二，协助案主增加对精神康复知识的认识、改善与康复者之间的关系。

第三，协助案主加强与亲属和朋友、社区的互动，为其链接康复资讯和家庭支援力量等资源，增强案主的获得感。

五、服务过程

案主面临着经济压力较大、精神康复知识缺乏、与康复者关系紧张和对社区资源了解不足的问题。所以社工介入首要解决的就是与案主分析有哪些可利用的社区资源及如何运用资源。

（一）建立专业关系

案主虽有强烈的改变动机，但在社工介入的初期，仍有疑心和顾虑，所以在与案主建立专业关系的过程中，社工需要接纳案主对康复者的埋怨和责骂。在讲到案主多年来对康复者的悉心照顾时，社工真诚地给予肯定。在讲到康复者药物费用支出时，社工给案主分析了社区现有的资源并表示可以协助其申请，最终与案主建立了信任关系。

（二）链接多方资源

社工与卫健局、残联沟通案主情况并了解相关优惠政策的申请条件和流程；与社区沟通重症精神障碍康复者家属的资源申请和服务支援情况，向社区申请合作开展家属支援小组，并邀请案主加入该小组。

1. 与卫健局联系

社工与卫健局的工作人员联系并取得特种病证的申请文件和准确、具体的办理流程，并把相关信息反馈给案主，鼓励案主带其妻去医院做鉴定和备档，然后把资料转移到当地社保局。

2. 与残联联系

社工查找到申请残疾证的程序文件和流程资料，告知案主其妻符合申请残疾证的条件，申请成功后，每月政府会支付补贴，能够缓解家庭经济压力。

3. 与社区联系

与社区合作开展家属支援小组并邀请案主参加。案主参加小组活动，了解到其他组员家中的康复者有自残、暴力、裸奔等状况时，他觉得妻子的病情不算严重，从而提升了案主的希望感；通过“相说我心”鼓励案主说出理想中的“自己”，引导案主关注自己的身心健康；通过家属互助小组，加强了案主与其他家属的联系。

（三）减轻案主照顾压力

社工在面谈中通过聆听案主的自述和肯定案主的付出，舒缓了案主的压力；向案主讲解精神康复的知识，通过与其他如高血压、慢性疾病服药的类比，增进了案主对于精神疾病需要长期服药的认识，案主停止了减药或停药的念头；通过个案辅导和小组讨论的形式，令案主认识到“高情感表达”相处模式的危害，案主学会了倾听康复者的心声，能够站在理解的角度关心和支持康复者，从而减少了康复者应激事件的发生，改善了家庭成员之间的关系。在改善家庭关系的同时，通过角色扮演的方式使康复者学会表达对案主的感情和想法。

六、评估

（一）过程评估

社工以个案管理模式为案主提供服务，与多个部门沟通政策情况，与案主分析其拥有的资源，并协助案主申请特种病证和残疾证，使得案主获得和提升了运用社区资源的能力。

社工在整个服务计划执行过程中链接和整合了多方资源，如卫健局、残联和社区等，为案主成功申请特种病证和残疾证，利用政策对精神科药物费用的减免，减轻案主家庭经济压力。

（二）成效评估

通过链接所在地的卫健局、残联，成功为案主申请特种病证和残疾证。

经过社工辅导，案主正确认识了精神疾病服药，康复者的药物依从性得以提升，有了更多改善的希望；引导案主认识到指责和批评的相处模式会增加康复者复发的可能性，改善了案主与康复者之间的家庭关系，减轻了案主的照顾压力。

与社区合作开展家属支援小组，案主在参加小组后，增强了与亲属、朋友和社区的联系，提升了希望感；通过“相说我心”让案主学会关注自己的身心健康，更加关注自身。

七、专业反思

（一）辅导服务

在个案辅导过程中，社工针对案主对康复认识偏颇、与康复者间相处模式不佳的问题进行个别辅导，但效果不明显。直到案主参加了小组，在小组中与其他组员分享，通过对比，案主才改变了对康复者的看法，改善了与康复者的关系，提升了希望感。案主在个案辅导中不明显的效果，在小组中得到了强化，而这些强化的效果在个案辅导中又为案主减轻照顾压力带来促进作用。

（二）资源协调

在为案主提供个案管理服务过程中，社工结合案主在康复正确认识、家庭关系、经济压力和社区支援等方面的问题，链接卫健局、残联、社区等不同的部门资源为案主提供服务，减轻了案主的经济压力和照顾压力。

（三）社工采用个案管理模式为案主提供服务

社工作为辅导者，同时也是一个资源筹措者的角色，采用个案管理模式，以案主为出发点，以整合和提供资源为中心，简化了以案主为中心的服务流程，降低了人力、物力投入的成本，缩短了服务周期。

社工咨询门诊在精神专科医院中的应用探索[①]

——以上海市虹口区精神卫生中心为例

◎上海市虹口区精神卫生中心　胡思远

摘　要：精神专科医院因其所服务的疾病的特殊性，患者和家属在就诊过程中会向医生询问很多医疗之外的问题并且也会有倾诉的需求，而社工门诊正是因应这样的问题而设立。上海市虹口区精神卫生中心经历了从社工咨询台到社工门诊的发展历程，进而提出，尽管社工咨询门诊还存在知晓率较低和门诊量过低等问题，但是对于精神专科医院的服务优化是一个有益的探索，也确实带来了诸多好处。

关键词：精神卫生　社会工作　门诊

2015年6月4日，国家卫生计生委（现“卫健委”）等部门发布了《全国精神卫生工作规划（2015—2020年）》。其中提到截至2014年底，全国已登记在册严重精神障碍患者430万人，我国精神卫生服务资源十分短缺且分布不均，全国共有精神卫生专业机构1650家、精神科床位22.8万张、精神科医师2万多名，且主要分布在省级和地市级城市，精神障碍社区康复体系尚未建立。仅以笔者所在单位辐射服务的上海市虹口区为例，在册在管的严重精神障碍患者也超过了4000人。因此，上海市虹口区精神卫生中心（以下简称“虹口精卫中心”）的日均门诊接待量非常大。

---

① 资助项目：国家重点研发计划（2016YFC1307105）；上海市医学重点专科建设计划（ZK2015A06）；上海市公共卫生体系建设三年行动计划项目（GWⅣ-6）；上海卫生计生系统重要薄弱学科建设项目（2015ZB0405）；虹口区医疗卫生重点专科建设项目（虹科委〔2014〕16号）。

而顺应新时代的要求，医院又需要为患者提供更为人性化的服务。虹口精卫中心自2012年开始设立医务社工部，之后开始尝试设立社工免费咨询门诊，为来医院就诊的患者和患者家属提供医疗诊治之外的情绪疏导、政策咨询和资源链接等服务。本文正是在这样的背景下展开，介绍虹口精卫中心医务社工部的社会工作在精神专科医院门诊服务中可以起到哪些作用。

一、研究背景与方法

（一）研究背景

当前对于医务社会工作者在精神健康领域可以发挥什么作用的讨论，多集中于社会工作介入社区康复和住院康复。童敏（2005）认为社会工作者的工作环境是社区，除了要介入精神障碍患者之外，还应对其家庭进行服务，同时帮助其家属。社会工作者应积极进行教育宣传，改善社会支持环境，并且介入社区工作。丁振明（2011）则从患者、家属和护理三方面分析了社会工作可以介入的部分。针对患者主要是缺失能力的再建立，对于家属和护理者则是缓解其压力并且协助其学习如何更好地护理患者。李全彩（2012）也认为社区康复是社会工作嵌入精神康复工作的一般方式。

而虹口精卫中心的社工在实际工作中却发现，除了社区康复和住院康复之外，社工也应当介入门诊服务中。原因有二：第一，由于精神专科医院的特殊性，家属和患者常会在就诊中问医生一些医疗以外的问题，如相关政策和社区康复活动等，医生不见得了解相关信息并且也没有足够的时间去回答；第二，社工如果能从门诊开始就与家属和患者建立专业关系，掌握其关键信息，有助于后续协助其在社区康复。

综上，社工门诊在实践中被证明是有必要的，但目前相关的研究较少。虹口精卫中心在此方面作出了一些有益的探索，本研究则是对这一探索的阶段性回顾。

（二）研究方法

本文以虹口精卫中心开设的社工咨询门诊作为研究对象，采取个案研究方法。收集资料的主要方法是参与式观察法，同时也用偶遇抽样的方法选取了100位门诊病人或者家属进行了简单访谈，另外回溯了2017年以来的门诊记录。

二、社工咨询门诊介入精神专科医院门诊服务

（一）患者和家属的需求与社工咨询门诊的设立

虹口精卫中心引入并设立医务社会工作部以后，陆续招募进几名拥有硕士学历的专业社会工作者，社工在门诊、跟随医生坐诊、熟悉精神专科医院工作之时发现，许多病人和家属在医生诊断完以后会有聊天和倾诉的需求，其中还包括对于政策等问题的咨询，以及对于用药和疾病表现的反复确认等。而由于上海虹口精卫中心的门诊量非常大，门诊医生一般没有过多的时间专门一一解答所有医疗之外的问题。

因此自2015年起，针对以上需求，为同时满足门诊效率提升以及病患和家属的需求，虹口精卫中心开始在门诊区专门设立社工咨询门诊台，而后于2017年正式创立社工咨询门诊，形式为免费咨询，由专职社工轮流在每周二上午门诊时间坐诊，解答患者和家属的各类问题。

（二）社工咨询门诊的服务内容

根据实际工作中患者和家属存在的需求，社工咨询门诊的服务内容主要有以下几方面。

1. 政策咨询

由于精神专科医院的特殊性，前来就诊的患者中有大部分为重症精神障碍患者，这部分患者享受来自民政、卫计和残联等不同部门的多种政策优待，但是较多的政策优待也让患者和家属对某些政策感到困惑。在社工咨询门诊设立之前，患者和家属会去询问门诊医生，而门诊医生并不一定完全知悉所有相关政策，社工则很好地填补了这一服务空白。

2. 情绪疏导

严重精神疾病由于影响个人正常社交和生活以及存在社会污名等原因，对于患者本人和其家庭都是一个巨大打击。当这一打击降临时，患者

和家属往往难以接受，此时则需要有专业人员介入进行情绪疏导。而社工在实际工作中也发现，患者和家属的情绪疏导往往并不是要求彻底解决问题，而是只需要有他们能够信任的专业人员耐心地听完他们的倾诉，社工可以积极利用专业内的倾听等技巧来满足患者和家属的这一需求。

3. 活动资源链接

自医务社工部设立以来，已经陆续在院内和社区开设了有助于患者康复的同心圆系列俱乐部，其中包括同心圆家属俱乐部（精神障碍者家属互助组织）、同心圆“抑”起走俱乐部（抑郁症患者互助组织）、同心圆职业康复俱乐部（服务于有职业康复需求的患者）和同心圆志愿者俱乐部（志愿者团体，其中也吸纳状况较为稳定的患者参与）。而由于宣传等原因，许多患者和家属并不知晓这些活动或者不知道自己可以去参加哪些活动。社工咨询门诊则对这一服务资源和需求者之间的不匹配作了有益的补充，能够根据患者和家属的实际需求为他们转介合适的活动，并且也可以根据他们的实际需求筹划新的康复活动。

4. 社区康复机构转介

自2009年起，上海各区县陆续在下属街道设立了阳光心园，专门服务于有社区康复需求的精神障碍患者。而阳光心园入园需要有包括医生评估在内的一系列手续，对于不明了这些手续的患者，社工咨询门诊可以为他们提供咨询服务。

5. 对于医院门诊工作的建议

患者和家属前来就诊时，常会有针对门诊的一些改进建议，过往只能通过写意见的形式进行反馈，但这种反馈是单向的且可能进度较慢，而社工咨询门诊则可以作为一个新的和有效的补充。

（三）社工咨询门诊的发展与困境

社工咨询门诊在经过3年的发展后，参与了2018年的虹口精卫中心组织的医院“品管圈”活动。在活动申报中，医务社工部认为社工咨询门诊应当改变的问题是院内外知晓率过低而导致社工咨询门诊量太低。具体的问题将在下一部分提出。

三、社工咨询门诊现存问题

经过研究，笔者认为，当前虹口精卫中心社工咨询门诊最核心的问题是知晓率较低而导致门诊数量过少，具体而言，主要存在以下几方面问题。

（一）门诊医生、患者和家属不清楚社工能够提供何种服务

目前医务社工仍属于新发展专业，虹口精卫中心设立的社工咨询门诊也是精神专科医院专门设立社工门诊的先河，因此尚没有明确的标准确定社工咨询门诊需要提供哪些服务。当前社工咨询门诊提供的服务均是专职社工在实际工作中探索确定的，享受过社工咨询门诊服务的患者和家属及与社工接触较多的门诊医生更为了解社工能够提供哪些服务，而未接触过社工的患者、家属和门诊医生对于社工服务的内容了解较少。

（二）缺少制度保障

社工咨询门诊开设之后，向门诊医生和导医台发放了转介单，以便在碰到有需要的患者和家属之时可以及时转介，但是由于没有制度保障，是否转介完全凭导医台工作人员和门诊医生的个人判断。另外，没有相关制度的保障也使社工咨询门诊无法挂号和收费，患者和家属处于茫然的状态，难以真正认知社工咨询门诊所能带来的价值。

（三）宣传力度不足

发展至今，社工咨询门诊的宣传方式主要有：工作人员介绍、患者和家属间口耳相传、导医台发放宣传资料和门诊摆放易拉宝等宣传品。但是在实际操作中社工发现，这一系列宣传方式过于传统和低效，真正有需求的患者和家属往往只能看到一个社工咨询门诊的名字，而对于社工咨询门诊可以为他们提供哪些服务不甚了解，经常看过就遗忘。

四、结论与展望

综合以上，本文介绍了虹口精卫中心社工咨询门诊近几年的探索发展，也分析了目前还存在的问题。可以发现，尽管社工咨询门诊目前知晓率低且使用率不高，还存在门诊医生、患者和家属不清楚社工能够提供何种服务，缺少制度保障和宣传力度不足等具体问题。但是也为虹口精卫中心提升患者就诊满意度和医生诊疗效率，全面提升医院服务优化和人文关怀作出了有益的探索。因此，这一探索在总体上还是值得肯定的。

随着社会工作专业在我国的不断发展，医务社工未来会随着教育水平的提升和实务经验的积累，专业化程度越来越高，各项制度和标准能够基于此被提出和应用，社工门诊也能得益于此获得更好的发展，为患者和家属提供更为个性化和人性化的服务。

参考文献：

[1] 丁振明．社会工作介入精神病院康复模式的探索［J］．福建医科大学学报（哲学社会科学版），2011，12（2）：26-30.

[2] 李全彩．精神疾病康复工作的社工嵌入［J］．社会福利（理论版），2012（8）：24-27+32.

[3] 童敏．精神病人社区康复过程中社会工作介入的可能性和方法探索［J］．北京科技大学学报（社会科学版），2005，21（2）：35-39.

[4] 中华人民共和国国家卫生和计划生育委员会．《全国精神卫生工作规划（2015—2020年）》解读［J］．中国实用乡村医生杂志，2015（14）：1-5.

“精”益求“精”
——论精神卫生社会工作服务

◎天津市安定医院　席园园

摘　要： 精神卫生社工服务是医务社会工作服务领域中的重要内容之一，医务社工和广大志愿者走进医院，走到精神障碍患者和家属的身边，为其提供就医帮助、人文关怀、心理关爱、公共卫生倡导等服务。文章通过总结天津市安定医院社工服务的服务模式，希望能够为日后工作的开展提供借鉴。

关键词： 精神疾病　医务社工　康复

近年来，随着传统医疗模式向“生物-心理-社会”模式的转变，医务社会工作作为一种新的职业在医疗体系内不断发挥着积极的作用。医务社会工作主要是指医务社会工作者运用社会工作价值理念与专业方法，采取预防、医疗和伤残康复等措施，协助病人及家属解决与疾病相关的社会、经济、家庭、职业、心理等问题，以提高其社会功能、促进社会福祉的专业服务活动。

天津市安定医院立足于天津市的精神卫生健康发展，在2006年就引进了专业医务社会工作者。但是一直以来，由于没有专门的部门，医务社工开展的工作缺乏系统性、较为分散。为了提高医院的服务质量，天津市安定医院从2015年至今共引进了来自南开大学、山东大学等高校的7名医务社会工作硕士，并于2016年3月成立了医务社工部。多年来，医务社工在多个方面扮演着重要角色，使得精神卫生服务工作更加“精雕细琢”。

精神卫生社会工作服务模式的核心是社会工作者的职责范围与服务内容，是社会工作者在精神卫生领域中所处的地位、扮演的角色、承担的责任、发挥的作用，实质是社会工作者在精神卫生服务体系中“ 做什么”的问题，精髓是科学合理划分社会工作者与精神科医生、护士、临床心理学家、各类康复治疗师的专业服务边界和专业责任，以便分工负责、各司其职、专业合作、团队工作，共同为精神病人和家属提供人性化、连续性、综合性和社区性医疗卫生服务，改善其生活质量，提高社会福利水平运作状况。概括来讲，天津市安定医院的社工服务特色及经验主要包括以下几方面。

一、服务内容及领域

（一）病房日常工作

1. 入院适应与安抚

封闭病房的患者在住院期间几乎都在康复科和病房，活动范围相对受限，且医院实行无陪护化护理，因此患者在入院初期极易产生情绪困扰。社工在患者入院初期详细了解其基本情况后，根据不同患者的需要为其提供针对性辅导，缓解新入院患者由于远离亲人和行为相对受限而产生的情绪、行为问题。

2. 个案咨询与辅导

社工通过日常查房，填写查房日志单，协调解决患者与家属在住院期间产生的与疾病相关的经济、情绪、行为及生活问题，使患者能够安心住院接受治疗。

3. 小组、团体工作

组织病情较稳定、症状控制较好的患者开展社交技能、认知行为、情绪管理、优势发展等社会功能康复训练及培养，通过不同类型的小组活动，培养并锻炼组员的注意力、反应能力、阅读理解能力和沟通能力。小组活动将精神康复者从孤独的个体变成互助的团队成员，增进了小组组员间的交流和信任，并且同伴群体间的相互分享、支持、鼓励，能够使组员找到归属感，进一步增强小组组员的康复信心，并带来相应的态度和行为的改变。

（1）“社会认知”SCIT 团体心理治疗

在半年里开办 4 期（共开办了 9 期，每期 8 个疗程），针对住院及部分门诊的双相情感障碍、抑郁症、精神分裂症患者的阴性症状、情绪管理、人际互动、认知模式等方面，运用游戏疗法、互动分享、角色扮演、家庭作业等方法开展治疗训练，并取得了良好的效果。

（2）慢性病管理小组

在 C15、16 两个病区共招募 40 余名患者，由患者组成自我管理小组，于每周二、四下午花一个半小时的时间，运用科普讲座视频播放、手指操、放松训练、经典电影赏析等方法开展小组活动。累计共有 380 人次参加，在帮助患者增强精神疾病常识、发展人际关系、丰富病房生活、心理减压等方面获得了显著的成效。

（3）“赏心阅目”读书读报小组

招募 8 人开展了 1 期 5 节的小组活动，参与人数共计 40 人次。

（4）“秘密花园”涂色减压小组

第一期招募男、女康复学员共 7 名，开展了 6 次活动，主要采用涂色减压、油画填色等方法，不仅丰富了学员的住院生活，教会他们一种新的放松减压技巧，而且通过小组的形式锻炼了学员的人际交往能力和沟通能力。

（二）节日专题活动

举办节日庆贺活动，为患者营造和谐、贴心、温暖的诊疗环境。如 2015 年“爱乐活”俱乐部策划开展了七夕节“爱你 1314”、中秋节“巧手工作坊”、精神卫生日“说出你的故事”叙事治疗等项目及相关活动。另外，社工部还为河西启智学校的 30 余名老师开展了一次圣诞专题团体减压活动，取得了良好的效果。

又如，在世界双相情感障碍日开展的“很高兴走近你”义诊活动，采取“宣传+咨询”的方式，获得患者及家属的广泛关注。

在世界卫生日开展“益”起聊聊抑郁症系列活动。第一站：2017 年 3 月 30 日，抑郁症患者招募活动，现场接待患者与家属朋友，并且详细介绍医院社工部针对抑郁症患者群体开展的公益项目。第二站：2017 年 3 月 31 日，“心悦阳光”大讲堂举办第九期公益讲座，吸引了 30 余名听众。第三站：2017年3月31日，“医路相伴”家属互助会开展“说出你的故事”第二期，主题为“聊一聊心境障碍的预防及康复”，运用开放空间的技术，参与者表示获益匪浅。第四站：2017年4月5日，医务社工在心境障碍三科病房引导15名抑郁症患者开展放松训练，学习自助减压技术。

（三）院外跟踪回访

包括电话回访和入户回访。社工部在征得患者及家属同意后，定期对部分患者及家属进行电话回访，询问患者的服药及生活情况，并将情况反馈给主管医生，将服务从院内延伸至院外。

（四）医护人员心理减压

开展“心灵氧吧”等减压工作坊，帮助医护人员缓解职业压力。如每年“5·12”国际护士节开展的“心灵氧吧”活动。

（五）公益慈善项目和志愿者服务

医务社工运用专业方法组织开展丰富多彩的志愿服务和公益慈善项目。

1. “心悦阳光”公益大讲堂

共组织开展11期公益讲座，共计210余人次参与互动交流，主要围绕精神疾病、心理健康知识的科普，涵盖情绪管理、压力管理、亲密关系等主题。

2. 公益图书角

在项目的倡导下，志愿者共捐赠图书509本，社工对书籍进行统一编号登记，定期募捐整理，并在C15、16两个病区开展图书角活动 。

3. “医路相伴”家属互助会

项目于2018年初正式启动，旨在为精神障碍患者家属提供支持网络，搭建经验交流平台，培育自助与互助的公益组织，共开办11期，招募并吸引了140名会员参与经验互动交流，取得了良好的效果，得到了广大患者和家属朋友的高度称赞和支持。

4. “二月春风”义剪项目

在做完大量前期调研工作后，社工部在社会上招募具备专业理发技能的爱心人士，为C15、16两个病区长期住院的老病人，组织了16期义务剪发活动。项目累计有430余人次的患者接受爱心服务，获得了家属和患者的一致好评。

（六）宣传交流工作

通过宣传倡导，推动公共卫生健康教育工作向前发展，提高公众对心理健康及精神健康的重视。社工利用各种宣传媒介，如海报、横幅、小册子、宣传页、官网及微信公众平台、微信群等，累计发出宣传页及小册子1000余份，推送80余篇文章及新闻稿，吸引了将近500余人关注交流，发展“心悦阳光”俱乐部会员及家属会员200余人。天津新闻广播《走进直播间》栏目专门对医院社工部开展的公益项目及活动进行专题采访报道。

二、职责分工

（一）对精神障碍患者进行心理辅导，调节患者因精神障碍引起的不良情绪，增进患者对治疗环境的适应

精神卫生社会工作领域的社工要尊重患者的内心世界，了解其表达背后的个人需要，然后在恰当的情况下通过沟通、交往，慢慢引导其从混乱的内心世界重回现实。同时帮助患者解决因疾病、治疗、医疗团队、病友关系等因素引起的情绪困扰，因精神障碍产生的能力下降、社会交往障碍、社会融入能力差等问题。

（二）招募处于病情稳定期的精神障碍患者开展小组活动，帮助其恢复社会功能

通过小组成员之间有目的的互动互助，使精神障碍患者获得行为的改变、身体社会功能的恢复和发展。

（三）服务精神卫生医疗过程

社工可以根据其对影响疾病的社会、家庭、心理等因素的了解，为精

神科医师提供相关资料，为医师的有效诊断提供参考。社工可帮助精神障碍患者了解医疗机构的专业特色、治疗项目，加深患者和家属对精神康复医疗的理解，增进医护人员与患者及家属之间的相互配合与支持。

（四）整合社会资源，提供后续服务

社工帮助患者与家属制订出院后的康复计划，寻求并获取必需的社会资源，为病人推荐出院后的康复机构或进一步深入治疗的方向。

社工与医护人员、心理治疗师的界限：一般心理障碍患者可以由心理治疗师负责对其进行心理治疗，而涉及药物治疗的时候则由精神科医生负责，当其有一些家庭问题以及涉及其回归社区后的生活问题时，可以由医院社工协助处理，社工会根据其需求帮其链接不同的资源。

三、专业角色

（一）咨询者

医务社工作为咨询者，写下病人的社会历史（Social history）记录供医护人员参考，这种记录因其对病人心理社会致病因素分析的准确深入而对医护人员的工作有着重要作用。对于住院病人，医务社工通过经常的咨询服务，将其掌握的病人心理变化的第一手资料反映给医护人员，能够对及时调整医疗方案、提高治疗效果起到积极作用。

医务社工在对病人家属心理状态的深刻把握和纾解病人压力中发挥着重要作用。对于正在治疗中的病人，在许多情况下他们都感到紧张与恐惧，医务社工能够给病人以心理安慰和辅导，使其从痛苦的状态中解脱，从而更好地配合治疗。

（二）促进者

医务社工运用个案工作方法，通过为病人提供咨询辅导，了解病人的心理社会问题，使病人认识到自我战胜疾病、解决问题的潜能，并且帮助病人寻找解决问题的方法。“以病人为中心”的医疗服务模式特别重视病人的参与，但是医护人员在治疗过程中又不能将过多的时间用于调动病人

的参与意识，医务社工作为促进者，正好可发挥作用。

医务社工运用小组工作的方法，通过小组集体活动的方式让具有相同或相似境遇的病人、病人家属相互交流对抗疾病的经验，从而使病人树立战胜疾病的勇气，获得实际的经验。病患者家庭常会因为疾病的突然出现而导致家庭问题丛生，进而影响病人的治疗效果。医务社会工作者帮助病人家庭解决问题，从而促进病人的治疗，这也是医务社会工作者促进者角色的发挥。

（三）资源链接者

资源链接者的角色认为案主的需要可以通过社会服务机构、制度、资源与机会的分配更有效地得到满足。这些资源可以帮助案主更成功地完成生命任务或者克服与缓解目前的困难。

医务社会工作者充当资源链接者的角色，就是要站在为病人谋福利的立场上，为病人争取医疗资源、社会资源。对于医院救治经济困难病人的问题，医务社会工作者发挥资源链接者的角色，可以把现在被应用并证明是行之有效的体制外的解决方式变成一种常规的方法，充分调动各种可资利用的社会资源为经济困难病人服务。

（四）倡导者

医务社会工作者作为倡导者的角色与资源链接者的角色是联系在一起的，可以在多个层面发挥作用。首先，医务社会工作者可以作为病人的代言人，向医院转达病人对医院服务的意见，并对医疗服务的改善提出建议。其次，医务社会工作者通过对医院所在社区病人的心理社会状况的掌握，可以为医院制订有针对性的社区卫生保健宣传计划，为社区居民服务，提高医院在社区的影响力。

四、前进方向

前进的道路上充满了机遇，更充满了挑战。在以后的工作中，社工部作为患者和医院之间的桥梁，将努力在以下几方面继续贡献自己的一分力量。

（一）学习一定的法律知识

通过学习，对医生与患者的权利有较为明确与清晰的认识，践行“助人自助”的理念，维护医生与患者的合法权利。对不懂法的患者进行教育和帮助，为需要法律帮助的患者和医生进行资源链接等。保障医患双方的合法权益，维护医患关系的平衡与和谐。

（二）服务路径的延伸

探索医院与社区一体化服务，不断提高专业服务能力和专业服务质量，为精神病人和家属提供全面服务。医务社工需介入追踪随访、应急处置、家属护理教育及社区康复指导等环节，提供小组服务、职业训练指导等专业服务，建档、随访、信息传报、应急协同等公共卫生服务，社区公益倡导、健康宣教等公益服务。

（三）促使医院完善其体制，使医院朝着顶级医院迈进

医务社工要定期做病人满意度调查，了解病人在医院接受治疗的情绪感受及满意程度，并通过整理分析得出结论，定期向医院领导反映，从而促使医院适当作出一些规章制度的调整。这一方面有利于为病人营造更好的就医环境，另一方面有利于提升医院各项统计指标，从而使医院的整体水平向前迈进。

（四）针对医护人员进行抗压减压培训，提升其归属感和凝聚力

忙碌奔波于一线的医护人员时常感到身心疲惫，救死扶伤的他们也需要有人为他们抗压减压。医务社工在此能起到一定的调节作用，通过举办专门为医护人员设计的抗压减压活动，让医护人员在放松自我的同时，也与工作伙伴拉近距离、增进感情和默契，从而增强团队合作的凝聚力和对医院的归属感，这也有助于医护人员更好地投入工作，提高工作效率。

（五）组建具有医院特色的志愿者团队

由于人力资源的有限性，医院对病人的服务难以面面俱到，志愿者团队的组建无疑能够为医院提供力量。虽然不能为病人提供直接的医疗、康

复等服务，但志愿者可发挥其特点，尽其所能，为看病的病人及家属提供便利服务，如手续办理地点的指引或陪伴长期住院治疗的病人，点滴的付出都能让医院充满爱的关怀。与此同时，志愿者也能通过参与社会实践活动获得一定成长，或是完成一些课程的学习要求，促成双赢的局面。此外，这更是一种微公益的倡导，创建和谐社会的又一渠道。

（六）提升医院品牌效应

无论是作为医患之间的润滑剂、提高医院人文关怀，还是组建医院专属的志愿者团队等，医务社工都有利于医院服务的合理化、专业化、人性化。只有把工作的重点放在病人及医护人员身上，以人性化和专业化的服务让每位患者在治病的同时感受到尊重、温暖，才有利于进一步提升医院的名声和地位；以人性化和专业化的服务让每位医护人员在实现自己人生价值的同时，感受到医院和病人的尊重、感恩，才能提升医护人员对医院的归属感和自豪感，让更多优秀的医务工作者慕名前来。患者和医护人员的宣传与反馈，有利于提升医院的品牌效应。

（七）成长与晋升

医务社工的角色定位和职业发展路径需进一步明确。目前，医院高层、医疗团队、患者及其家属对医务社会工作的认知度与认同度，还有待提升。院内医务社工虽然已经通过了中级社工师的资格认证，但是职称评审机制尚未建立，晋升流程尚不明确，这将影响专业工作的积极性，不利于医务社工专业化人才队伍的建设。需要明确医务社工的专业化地位，完善岗位管理要求，细化不同类别医务社工的岗位职责，并做好初、中、高级职称的评聘工作。

随着生物医学模式向“生物-心理-社会”医学模式的转变，病人对医院的要求逐渐变高，认为来医院不但应该高兴地把病看好，还要在出院后尽快与社会相适应。医务社工任重而道远，在今后工作中要充分发挥自身优势，以患者为中心，充当医患之间的润滑剂，实现医院、病人及社会三方的满意。病人的满意则是医院最好的名片，通过病人的宣传将会提高医院的知名度及品牌效应，让更多的病人慕名而来，从而实现其社会效益。

脑卒中住院患者心理情绪压力源分析

◎上海市徐汇区中心医院 张一奇 陈朵多

摘　要：脑卒中住院患者普遍存在较为明显的心理及社会问题。文章通过对病房探访记录资料的分析，探讨了脑卒中住院患者常见的心理及社会问题，具体为通过对医院康复科病区脑卒中住院患者进行探访，掌握患者的心理状况、社会背景和住院过程中出现的问题，并进行总结分析。文章认为应由专业人员运用专业手法对脑卒中住院患者进行适时的干预，以缓解其心理及社会问题。

关键词：脑卒中　住院患者　心理情绪　压力源

现代“生物-心理-社会”的医学模式要求医护人员在对患者进行治疗时，应从患者的社会背景和心理变化出发，提高对患者心理社会因素作用的观察和分析能力，以提高治疗效果[1]，而住院患者多会出现各种复杂的心理反应[2]。脑卒中患者由于治疗及康复预期的不明确、疾病发展的不确定和康复进程的漫长等，承受了非常显著的负面情绪的袭击，进而形成巨大的心理压力[2]。因此，在治疗过程中，及时掌握脑卒中住院患者的心理社会状况是十分必要的。自2016年3月至2018年10月，上海市徐汇区中心医院社工部的医务社工对医院脑卒中病区的2760例住院患者进行探访服务。通过探访记录，发现住院患者普遍存在认知偏差、情绪困扰、信息缺乏等心理及社会问题。

一、对象和方法

（一）对象

2016年3月至2018年10月，医院康复科病区的2760例脑卒中住院患者。

（二）方法

在2016年3月至2018年10月，医院社工部的两名专业医务社工对医院上述病区的2760例脑卒中住院患者进行探访。探访的重点时段为患者入院后、出院前、术前、术后、重大检查前后、特殊治疗前后及特殊事件发生后。医务社工主要了解的信息包括患者的入院诊断、当前主要治疗措施、家庭组成情况、家庭经济基础、对所患疾病常识的知晓度、对医院信息的知晓度、主要关注点及对医护人员的评价等。通过与患者进行交流，社工可基本掌握患者的心理状况和社会背景，并判断患者是否存在除生理疾病之外的较为突出的问题。此后，医务社工可根据初步判断，通过回访和个案服务进一步综合评估患者的心理情绪变化。

二、结　果

分析探访记录，发现大多数脑卒中住院患者对病房探访存在需求，部分患者有进行回访的需要，更有部分患者需要进一步干预服务（如个案辅导或转介）。脑卒中住院患者或多或少存在心理及社会问题，有甚者同时存在多种问题。造成这些问题的原因多种多样，但基本有规律可循。

探访人次：在对2760例脑卒中住院患者进行首访后，对其中的1393人进行了回访，回访率为50.4%。

存在问题：所探访的2760例脑卒中住院患者都不同程度地存在情绪困扰、信息缺乏、认知偏差、支持匮乏、医患互动不良等问题。需指出的是，大多数患者同时存在两种以上问题（见表1）。

表 1　主要问题

问题	情绪困扰	信息缺乏	认知偏差	支持匮乏	医患互动不良	其他
人次	1260	965	629	159	39	19
发生率（%）	45.6	35	22.7	5.7	1.4	0.6

问题起因：通过探访记录，对以上已获知的问题进行分类，可以查找到引起这些问题的起因和根源（见表 2）。

表 2　问题起因

情绪困扰	信息缺乏	认知偏差	支持匮乏	医患互动不良
因疾病引起	疾病信息缺乏	对疾病认知不足	家庭系统缺失	缺乏病情沟通
因手术引起	治疗信息缺乏	对疾病认知偏差	夫妻关系不良	缺乏治疗沟通
因检查引起	医院信息缺乏		经济基础欠佳	缺少服务沟通
因治疗引起	政策信息缺乏		家庭支持匮乏	缺乏出院沟通
因费用引起	康复信息缺乏		社会交往薄弱	要求特定治疗
	生活信息缺乏		对服务环境不满	医疗期待过高

三、结果分析与讨论

（一）脑卒中住院患者更易出现心理及社会问题

事实上，当患者患病后，除了疾病本身以外，还可能在生理、心理上存在不适，在物质、知识上存在特殊的需要，这些困境已形成一个整体效应，且越来越密不可分，互为影响。而当患者因疾病需要身处病房这样一个完全陌生的环境中时，就更容易产生各种各样的心理及社会问题[3]，而与平时所熟悉和喜爱的人或物分开易产生分离性焦虑反应[4]。紧张、害怕、恐惧、无奈、失望、焦虑、抑郁、绝望等常见的负面情绪成为患者的极大困扰，而其他社会问题也在影响着患者。脑卒中是一种临床常见病和多发病，它的发病率、死亡率和致残率都位于我国各项疾病的前列。流行病学的调查显示，我国脑卒中患者数为500万—600万，每年新发病例120万—150万，75%以上的脑卒中患者留有不同程度的后遗症[5]。因此，脑卒中住院患者的心理社会反应尤为明显。身处病房的脑卒中患者，需要一定的经济能力、持续的家人照顾和朋辈关怀，需要和医护人员形成良好的互动，并逐渐建立对所患疾病及治疗过程的正确全面的认知，这其中，一旦某个环节处理不当，就会产生问题，对患者形成负担。而某些关键的时刻，如刚入院、出院前、术前、术后、重大检查前后、特殊治疗前后、特殊事件发生后（如临床病友离世等）都极易产生一系列心理问题。

（二）脑卒中住院患者的心理及社会问题将直接影响其治疗效果

心理社会因素可以影响疾病的发生、病程及预后[6]。情绪障碍是影响躯体疾病患者康复的重要因素[7]。当脑卒中住院患者出现心理或社会问题而没有得到及时的干预时，极易对其治疗与康复产生负面影响。其中，因为心理层面而产生的负面情绪将直接左右患者接受治疗的态度，决定患者对治疗过程的认知；当患者的家庭支持系统、社会支持系统、经济基础发生问题时，又会间接地导致患者负面情绪的出现，使患者的心理层面产生波动；而当患者和医护人员之间的互动不良时，患者更会对医院、病区和治疗方案等产生怀疑和不信任感，从而失去对治疗和康复的信心，严重影响其治疗效果。

（三）应通过专业途径对脑卒中住院患者进行适时干预

当前的医学模式强调躯体因素与心理因素和社会因素的相互作用[8]。医护人员在负责医治病人躯体疾病的同时，也不能忽视病人的社会、心理问题。尤其是在病房，医护人员在一定阶段，和患者长时间高频率接触，如能掌握患者的心理状况、知晓其社会背景，将极大地促进治疗效果。而事实上，如有专业人士，从专业角度为患者提供专业的服务，不仅能与医护形成互补，也有利于改善患者各方面状态。脑卒中患者在漫长的康复过程中会面对显著的压力，而这些压力会影响其康复进程和效果，进而会影响脑卒中患者家庭的生活质量[9]。医务社会工作就是这样一种关注患者的社会属性，弥补单纯的生物医学模式的缺陷，强化人文关怀照顾的服务形式，试图在医院内努力实现医疗的全人服务目标[10]。由医务社工为脑卒中住院患者提供服务，评估其基本状况、提供必要全面的信息、缓解其心理压力、疏导其负面情绪、纠正其失当认知、增强其家庭社会支持、建立医患沟通渠道，以形成全方位的院内照护，适应“生物-心理-社会”医疗模式，有利于真正达成“以人为本”的医疗理念。

参考文献

[1] 王波，孙艳．论医学模式的演变与医务社会工作概念的发展［J］．华东理工大学学报，2006（4）：16-19.

[2] 辛云，林璐．健康教育对住院病人心理问题的作用［J］．青岛医药卫生，2005，37（2）：157-158.

[3] 张一奇，等．在现代化医院中开展医务社会工作的探讨［J］．中华医院管理杂志，2003，19（2）：84-86.

[4] 苏宝珠，屈雅婷．住院病人的心理反应和心理问题［J］．实用医技杂志，2004，11（9B）：1941-1942.

[5] 杨楠．脑卒中患者心理状态调查分析及护理干预［D］．石家庄：河北医科大学，2009.

[6] 季建林．综合性医院精神病学［J］．国际精神病学杂志，1993（2）：73.

[7] 刘杰，等．758 例住院躯体疾病患者焦虑抑郁自评结果分析［J］．中国心理卫生杂志，2003，17（6）：392.

[8] 陈森，马力文．心理社会因素与恶性肿瘤的关系［J］．中国医疗前沿，2008，3（6）：6-8.

[9] 赵香宝，万学英．脑卒中患者家庭主要照顾者能力研究进展［J］．社区医学杂志，2013，11（5）：9-13.

[10] 沈瑞英，李青云．医学社会工作实践研究［J］．医学与社会，2004，17（4）：13-15.

孕期抑郁情绪的社工介入对产后抑郁的预防效果研究

◎广东省广州市北达博雅社会工作资源中心　欧妙贤
◎广东省佛山市南海区第六人民医院　许秀定
◎广东省广州市北达博雅社会工作资源中心　文芳金

摘　要：为了研究医务社会工作者对存在抑郁情绪的孕妇提供的介入服务，对其产后抑郁的预防效果，选择在2018年5—10月来南海区第六人民医院产检建档的孕妇，在其孕期进行医院焦虑抑郁量表（HAD）评估，把分值≥8分的孕妇分成对照组和实验组，两组孕妇在孕产期均进行常规产检的诊疗护理，实验组孕妇在此基础上予以医务社工服务介入，两组孕妇均于产后4—6周予以医院焦虑抑郁量表和爱丁堡产后抑郁量表（EPDS）评估。对照组与实验组孕妇孕期HAD抑郁分值均超过临界值，两组孕妇抑郁分值的平均分和标准差无显著差异；产后4—6周，对照组与实验组抑郁症的检出率分别为65%和60%，对照组的HAD分值下降的幅度明显比实验组低，而且其平均分、最小值均高于实验组。对孕期存在抑郁情绪的孕妇开展医务社会工作介入服务，能有效阻断孕期抑郁情绪的恶化，预防产后抑郁的发生。

关键词：孕产妇　抑郁　医务社工　预防　社会工作

一、前言

（一）研究背景

孕妇虽然为新生命的即将诞生激动无比，但妊娠本身对孕妇来说也是一个较大的生活事件，尽管不断更新的技术手段能够在一定程度上缓解孕产妇的痛苦，但其在妊娠和分娩过程中心理、生理等层面均会产生强烈的应激反应，严重时还会导致难产以及各种并发症等。同时，孕产妇在妊娠期间若长时间伴有抑郁等负性情绪，很容易引起内分泌以及神经功能的紊乱，对妊娠结局和产后情绪均造成严重影响。

孕产妇出现产后抑郁的初期，临床症状往往相对轻微，而发展到产后3—4周时，患者的抑郁症状就会明显，出现心情低落、烦躁不安、悲观消极、躯体不适、饮食睡眠不好等情况。孕妇缺乏对孕产和母婴照顾知识技能的掌握而导致的害怕情绪、怀孕伴随的妊娠反应、家人的支持理解不足等都会令其感到压力，甚至产生焦虑、抑郁的情绪，直接影响孕产妇的身心健康，增加孕期和产后并发症的概率，危及母婴安全[1][2]。

广东省佛山市第六人民医院（以下简称南海六院）医务社工项目在医疗人文关怀的服务理念指导下，联手产科医护人员搭建为孕妇服务的跨专业团队，开展关于孕妇产前抑郁的状况筛查，并展开相应服务以缓解孕妇的心理压力，协助孕妇应对孕期风险，减少不良患病经历，以期减轻孕期抑郁情绪，并阻断其迁延发生产后抑郁症，这对于维护孕产妇和新生婴儿的身心健康、家庭的和谐稳定有着重要的意义，也是医院履行社会责任、展现医疗人文关怀的体现。

（二）业界研究

国内靳宝兰、冯丽萍、宋玉萍等[1][3][4]在临床当中发现，对孕产妇进行针对性的心理护理、认知干预、社会支持，能降低产后抑郁的发生率。国外多个研究结果都认为孕期抑郁是产后抑郁的预测因素[5][6][7]。赵志梅等[8]发现抑郁症状具有一定的持续性，因此在妊娠早期对孕妇进行心理状况评估，能够对产后抑郁症在产前预测与早期干预提供有力的参考依据，对预防产后抑郁有积极意义。

当前医疗体系中，对于孕妇产前抑郁、产后抑郁的服务主要是医护人员的基础护理和心理护理服务，孕妇情绪疏导的长期跟进、社会支持体系建立以及针对孕妇遇到的困境处理方面涉及的服务非常少，而且对于孕妇这个群体的社会工作者介入的成效研究非常缺乏，亟待开展针对性的研究。

（三）研究设计

本次研究的设计是针对孕期出现抑郁情绪的孕妇，在经过医务社会工作者介入服务后，根据抑郁相关量表的前后测，探究孕产妇抑郁情绪的进展和产后抑郁症发生率与医务社工服务的相关性。

二、研究对象和方法

（一）对象

此次研究对象是来自南海六院产科门诊产检的孕妇群体。社工于 2018 年 5—10 月通过非随机抽样的方式邀请来产检的孕妇填写医院焦虑抑郁量表（HAD）并开展筛查，共发放问卷 517 份，将其中量表分数≥8 分者分为两组，各 20 人，对照组给予常规产检，实验组在此基础上由医务社工主动介绍并邀请其参与社工服务，并定期跟进其情绪和孕产情况到产后 4—6 周。

（二）方法

将在孕期进行医院焦虑抑郁量表评估分值≥8 分的孕妇，分成对照组和实验组，两组孕妇均于产后 4—6 周予以医院焦虑抑郁量表评估，实验组增加爱丁堡产后抑郁量表（EPDS）评估。两组孕妇在孕产期均进行常规产检的诊疗护理，实验组孕妇在此基础上予以医务社工服务介入，对于情绪状况较差的孕妇予以重点关注，提供针对性的个案辅导、心理支持、家庭关系辅导、困境应对等服务，其他孕妇予以定期微信沟通、推荐孕产课程，有突发状况随时介入，具体为下列服务。

第一，借助孕妇学校宣教（有孕育知识技能和孕妇负面情绪、家庭关系处理等主题授课）、网络平台和日常的咨询解答，减轻其因知识缺乏所致的担忧、焦虑，并提升其对负面情绪的识别和应对能力。

第二，通过新手爸妈训练营、康乐活动、网络平台运营搭建孕妇的朋辈支持互助网络，增加其社会支持的有效性，同时联动医护人员减轻孕妇的身体不适感，进一步增强对孕妇的情绪舒缓与支持力度。

第三，关注和肯定孕妇拥有调整情绪和掌控生活的能力，通过个案辅导、心理讲座、家庭关系工作坊，提升孕妇的主观支持和自身的潜能发展。

第四，在其生产前、后提供心理疏导，减轻其对生产的恐惧、担忧，邀请丈夫一同关注孕产妇的情绪变化，同时联动医护人员在孕产技能、母婴照顾和康复上予以实质性的指导和关心，提升其在应对各种状况时的能力，减轻其慌乱、不知所措，甚至烦躁、害怕、自责的情绪反应。

（三）临床疗效评价标准

1. 医院焦虑抑郁量表（HAD）

该量表有 7 项，每项以 0—3 分四级评定，叠加即得出总分，0—7 分代表正常，8—10 分表示轻度抑郁，11—14 分表示中度抑郁，15—21 分表示严重抑郁。

2. 爱丁堡产后抑郁量表（EPDS）

该量表包括 10 个条目，每个条目为 0—3 分，总分为 0—30 分，临界值为 13 分，达到 13 分即存在产后抑郁，分值越高表明抑郁症状越重。

3. 统计学处理

运用 Excel 软件进行统计学处理。采用频数统计、百分比、标准差等了解不同组在得分上的差异和相关性。

三、研究结果

（一）实验组和对照组基础信息

实验组和对照组共 40 人，随机分为两组，测量抑郁分值平均分为 11.2 分，最大值 20 分，最小值 17 分，标准差 2.98 分。

对照组 HAD 后测分值超过 8 分的占比 65%，平均分比前测降低不足 2 分，最小值 4 分，标准差为 2.97 分。

实验组 HAD 后测分值超过 8 分的占比 60%，平均分比前测降低接近 4 分，下降幅度明显，最小值 0 分，标准差为 3.81 分，表明医务社工服务能有效阻断孕期抑郁往产后抑郁发展。

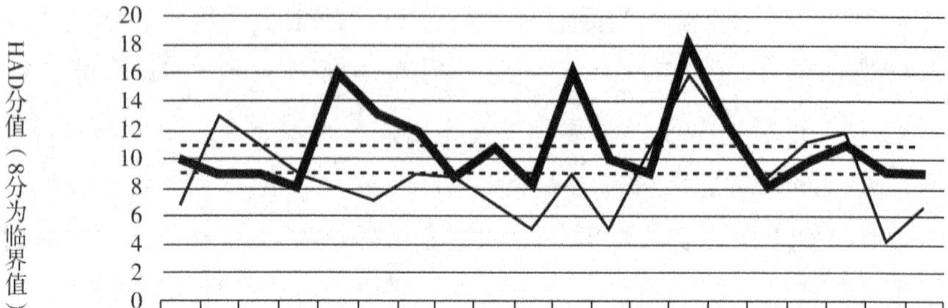

	对1	对2	对3	对4	对5	对6	对7	对8	对9	对10	对11	对12	对13	对14	对15	对16	对17	对18	对19	对20
HAD前测	10	9	9	8	16	13	12	9	11	8	16	10	9	18	12	8	10	11	9	9
HAD后测	7	13	11	9	8	7	9	9	7	5	9	5	11	16	13	8	11	12	4	7

图 1　对照组 HAD 前后测对比

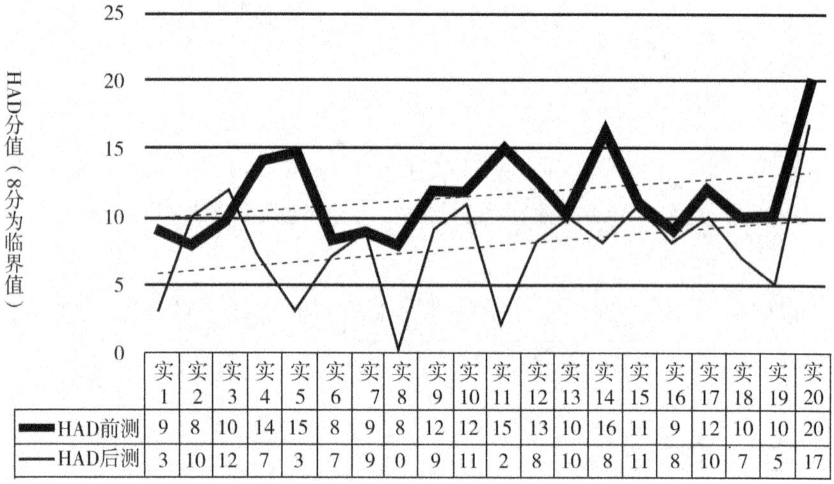

	实1	实2	实3	实4	实5	实6	实7	实8	实9	实10	实11	实12	实13	实14	实15	实16	实17	实18	实19	实20
HAD前测	9	8	10	14	15	8	9	8	12	12	15	13	10	16	11	9	12	10	10	20
HAD后测	3	10	12	7	3	7	9	0	9	11	2	8	10	8	11	8	10	7	5	17

图 2　实验组 HAD 前后测对比

（二）实验组和对照组产后 HAD 分值比较

实验组的产后 HAD 分值超过临界值的占比 60%，对照组的为 65%，实验组 HAD 平均分 7.85 分比对照组 9.05 分低，表明医务社工干预后的孕妇抑郁程度和抑郁的发生率下降。

（三）实验组产后抑郁分值 HAD 和 EPDS 比较

实验组的产后 HAD 和 EPDS 超过抑郁临界值的占比 60%，证明产后抑

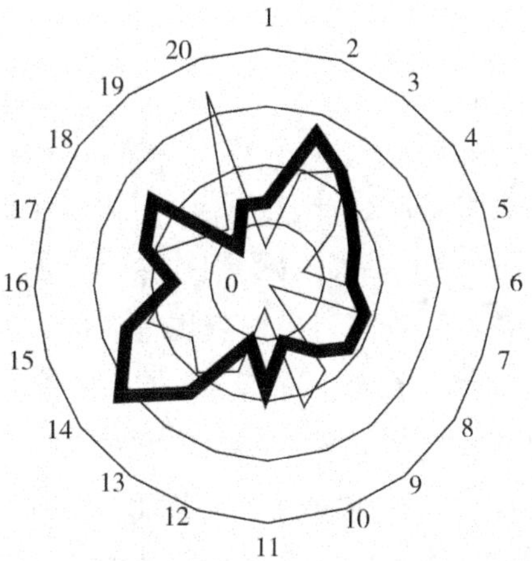

图 3　对照组和实验组的 HAD 后测对比

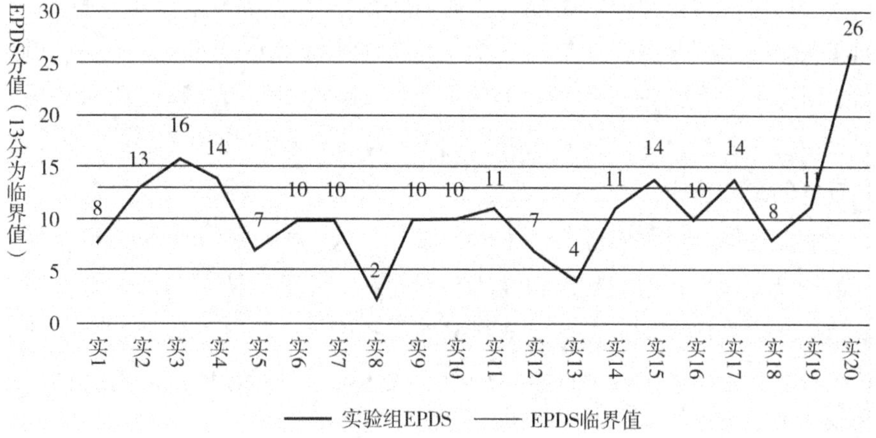

图 4　实验组产后 EPDS 数值

郁情绪的评估有效，其平均分分别为 7.85 分和 10.8 分，均未超过临界值，高分值人数极少，表明社工介入能缓解孕妇抑郁的进一步发展。

而且两组孕妇在进行干预前，检测其抑郁情绪状况均为 HAD 分值超过临界值，平均分和标准差均呈现两组无明显差异。两组孕妇在产后 6 周，采用 HAD 进行评分，发现对照组孕妇产后抑郁阳性率、HAD 平均值和最小值均高于实验组，说明医务社工的介入能有效降低孕妇产后抑郁的发病率，具有良好的预防效果。

四、讨论

产后抑郁是一种非精神病性的抑郁综合征，这是由于女性在妊娠分娩时处于生理和心理较为脆弱的特殊时期，此时易受到社会、心理、生物等外界多方面影响，从而引起产后情绪不稳定，主要表现为疲劳、注意力不集中、失眠、乏力、对事物缺乏兴趣、社会退缩行为、自责、自罪、担心自己或婴儿受到伤害，严重者可有伤害婴儿或自我伤害的行为，通常在产后2—6周开始出现症状。它不仅对孕妇造成严重的心理影响，还严重影响了夫妻关系，对其家庭稳定造成破坏[9]。因此，如何有效地预防产后抑郁的出现，成为医务社工关注的方向。

本次研究中，在提供医务社工服务前，两组的抑郁分值无显著差异，而对实验组孕妇开展医务社工服务后，其抑郁检出率、平均分和最小值均低于对照组，实验组的 EPDS 分值平均分未超过临界值，高分值人数相对少，说明医务社工的介入有效阻断了孕期抑郁往产后抑郁发展的情况，起到较好的预防作用。

综上所述，对孕妇进行医务社工服务介入，不但能加强孕妇自身应对抑郁情绪的能力，帮助其以积极的心态面对，而且能协助孕妇建立更强大的孕妇同伴支持、医护人员支持和家庭支持体系，让其更好地实现产后的角色转变，更快、更容易地解决母婴照顾的困难，对预防产后抑郁的出现起到了重要作用。

参考文献：

[1] 靳宝兰，刘亚玲，鱼海，张丽．心理护理干预对孕产妇的妊娠结局及产后抑郁状况的影响［J］．国际精神病学杂志，2017，44（2）：301-303.

[2] 杨淑香．孕期心理健康教育防治产后抑郁症的临床研究［J］．中国医药指南，2015，13（31）：96-97.

[3] 冯丽萍，杨彦香，何惠优，李云波，唐仕肖．产前认知干预对降低产后抑郁发生率的临床研究［J］．临床护理杂志，2018，17（2）：22-23.

[4] 宋玉萍，李宛谕．社会支持与产前情绪对产妇产后抑郁的影响［J］．中国健康心理学杂志，2014，22（6）：909-911.

［5］ Beck C. T.. Predictors of postpartum depression: An update ［J］. Nurs Res, 2001, 50: 275-285.

［6］ Da Costa D., Larou Che J., Dritsa M., et al. Psychosocial correlates of prepartum and postpartum depressed mood ［J］. J Affect Disord, 2000, 59: 31-40.

［7］ Lee D. T., Yip A. S., Leung T. Y., et al. Ethn oepidemiology of postnatal depressi-on. Prospective multivariate study of sociocultural risk factors in a Chinese population in Hong Kong ［J］. Br J Psychiatry, 2004, 184: 34-40.

［8］ 赵志梅，赵霏，杨雪，温莹，徐明珏，綦小蓉，杨春霞，潘雄飞．成都地区孕产妇孕晚期和产后抑郁随访研究［J］．中华疾病控制杂志，2018，22（10）：1051-1054.

［9］ 苏运叶．心理健康教育对产后抑郁的预防效果研究［J］．中国医药指南，2012，10（8）：111-112.

专科社会工作

关爱人流门诊社会服务探索
——以广东省佛山市南海区第九人民医院为例

◎广东省佛山市北达博雅社会工作服务中心　梁文英　关敏菲　霍颖怡

摘　要：人工流产是指女性意外怀孕后，在孕早期通过药物或手术的方式达到终止妊娠的结果。手术流产属于创伤性手术。无论药物流产或手术流产均对女性的生殖系统有着不同程度的创伤，严重时还会诱发各种并发症导致不育。本文选取广东省佛山市南海区第九人民医院在2018年4月18日至8月13日的10场人流门诊宣教活动中的59例进行手术流产的女性作为研究对象，提出通过“医护人员+社工”协同服务，完善医护服务，并通过关爱人流门诊一系列服务，积极探索关爱人流门诊社会服务新方式及开展社工服务。

关键词：意外怀孕　手术流产　社工服务

人工流产作为避孕失败的补救措施，是指妊娠未满10周用人工方法终止妊娠的过程。人工流产分为两种方法，即手术流产和药物流产，临床上大多选择手术流产方式以终止妊娠。但人工流产作为手术应激源，不仅加重病人心理负担，还导致病人术后发生并发症的概率增大，影响日后的生活和婚姻，尤其对于是未婚女性而言。手术流产属于创伤性手术，会对女性的生殖系统造成不同程度的创伤，严重时还会诱发各种并发症[1]。此外，服务对象还会因人流手术带来的标签，为自己制造一系列的心理压力，例如，他人会用异样的眼光看待我吗？我以后还会有生育的能力吗？针对上述情况，广东省佛山市南海区第九人民医院为服务对象开展术前知识宣教，让服务对象掌握科学的健康知识，帮助服务对象减少意外妊娠的机会，同时社工与服务对象开展术前谈话，缓解服务对象术前紧张焦虑的情绪，通过朋辈的经历分享，唤醒女性关爱自己、保护自己的意识。

一、背景资料

广东省佛山市南海区第九人民医院妇科门诊每逢周一、三、五开展人工流产手术服务，高峰期内一天手术数量可达到十多例，年龄跨度从19到40多岁。本文选取在2018年4月18日至8月13日间的10场人流门诊宣教活动中的女性作为研究对象，并开展匿名调查问卷填写。研究对象中47名为非九江本地居民，9名为本地居民；已婚妇女为43名，未婚妇女为9名；17—30岁占总人数的59%，31—42岁占总人数的41%；学历跨度为小学至大专。调查问卷中的空白项不参与计算。

二、开展人流关爱服务的原因

（一）人流手术服务的局限性

在人流手术服务中，由于人力资源有限，医护人员只能把关注重点放在服务对象的身体护理上，而较少关注服务对象的心理护理，术前术后的心理护理和疏导、科学避孕知识宣教等工作也相应地减少。服务对象在接受整个手术治疗前后只能有限地获取正确的避孕知识和护理知识，并且其情绪问题可能被医护人员忽略。

（二）没有正向获取科学避孕方法的方式

“你知道以下哪种是安全的避孕方式?”这一问题的正确选项为宫内节育器、短效避孕药、避孕套、输卵管结扎、短效避孕针，错误选项为紧急避孕药、体外排精、长效避孕针。其中30人选择了错误的避孕方法，5人选择没有填写。而在“您知道人流手术有哪些风险?”问题中，19人表示不知道有什么风险，而5人认为什么风险都没有。从这两个问题中能看出调查对象中大部分的妊娠女性都缺乏正确的避孕知识以及对人工流产手术方面的知识。其实，来院就诊的女性及其家属都对避孕措施有一定的了解，但总是抱着侥幸心理，因使用不科学的避孕措施而造成意外妊娠的发生。科学的避孕方法在过往的教育里还没有一个正向的获取方式，经由网络或者非专业人士等途径获取的避孕措施又存在较大风险。因此，术前开展科学避孕宣讲，让服务对象及其家属有机会学习正确的避孕方法，预防非意愿妊娠意外再次发生，是非常有必要而且迫在眉睫的服务。

（三）人工流产手术对妊娠女性的情绪影响

尽管现代人流技术有完善的配套，但人工流产仍属于创伤性手术。因此，服务对象有着不同程度的紧张、焦虑情绪，而这些情绪往往会进一步加深服务对象对人流手术的恐惧，在一定程度上影响着手术的效果。术前的紧张情绪可能来自医护人员的言行举止、对小生命的遗憾，甚至是人流手术背后的社会标签，等等。在 2018 年 4 月 18 日至 8 月 13 日间的 10 场人流门诊宣教活动中，社工通过访谈发现已婚已育的服务对象心理压力相对较少，其情绪主要集中在对避孕方式选择的顾虑上，若选择手术结扎，担心有再生育的需要时留有遗憾，若选择宫内节育器或者药物，担心带来其他副作用，也有服务对象宣泄对家庭状态的不满，等等；但对于未婚的服务对象而言，其可能面临着男女朋友的关系紧张、家人的责备、日后生育的压力，甚至是他人异样的眼光等。未婚的服务对象在等待手术的过程中，有自卑、沉默、不想与他人谈话的表现，没能找到释放情绪的出口。

三、服务探索

关爱人流门诊服务中，医护人员主要承担为服务对象治疗、宣讲相关知识、提供病情咨询的医学专业角色，而社工则注重与服务对象分享和对话，给予服务对象心理上的疏导，促进服务对象提高保护、关爱自己的意识。通过“医护人员+社工”协同服务，完善医护服务，并通过关爱人流门诊一系列服务，让服务对象感受到医院的关怀，排解心理压力和精神烦恼，唤醒女性关爱自己、保护自己的意识。

（一）科学了解服务对象需求，有针对性地开展服务

社工在服务对象打算进行人流手术时，先预估服务对象是否确切期望进行手术。社工通过术前问卷，以与服务对象进行一对一访谈的形式，了

解服务对象选择手术的原因或造成意外怀孕的原因，从而有针对性地进行介入和术后跟踪。

（二）以服务对象为中心，增加医患间的互动

医护人员可在门诊开设日常人流手术咨询服务，提供术前的疑问解答和科学避孕的专业咨询，以减轻术前宣讲的时间压力。在日常的健康宣教中，医护人员除了知识的宣讲外，还应以服务对象为中心，积极热诚地解答服务对象的疑问，增加医患间的互动，提高服务对象及家属对手术的信心。术后，医护人员对服务对象进行身体状况跟踪，及时送上护理提示。

（三）多途径加强流产宣教力度，让服务对象了解科学的健康知识

针对医护人员术前准备工作较多、宣教时间有限，无法详尽地为每一位服务对象讲解术前术后护理细节的情况，社工协助医护人员收集服务对象的需求，将相关的知识制作成宣传手册，供服务对象及其家属阅览。并拍摄相关宣传视频，在等候期间播放。

（四）提供同辈支持机会，促进服务对象间的交流

在等待手术的过程中，社工通过组织服务对象进行经历分享，转移服务对象对手术的紧张情绪，激发服务对象相互表达情感的积极性，利用朋辈的力量唤醒服务对象保护、关爱自己的意识。同时对有需要的服务对象进行术前心理支持，帮助服务对象缓解紧张的情绪。

四、总结

人工流产作为避孕失败的补救措施，对女性的生殖系统有着不同程度的创伤。根据关爱人流门诊服务中的反馈，宣教和社工的个案服务能够帮助服务对象更深地理解生命的意义和父母这一角色的责任，科学的认知和同辈的支持能够让服务对象更快适应术后的生活。

通过探索关爱人流门诊社会服务的新方式及对人流门诊社工服务的建议。希望通过此系列服务，为今后医院和社工开展人流服务提供参考，引

起社会对女性身心健康的关注。

参考文献：

刘俊霞，于荣彦，任学利，等．快速流程结合流产后关爱对未婚女性人工流产患者的影响［J］．河北医药，2015，37（21）：3334-3336.

医务社工对脑卒中患者的个案介入研究

◎重庆工商大学　姜冉冉

摘　要：文章是对社会工作服务项目中有关社会工作介入脑卒中患者个案工作的实务研究。采用文献法、个案访谈法，以阶段理论、社会支持网络理论为依据，以 X 医院的脑卒中住院患者为调查对象，共访谈了 20 例脑卒中患者和家属。文章首先分析了脑卒中患者群体的现状及困境。其次，从微观层面通过接案前准备—接案—介入—结案—评估的流程对两个典型个案进行了具体介绍。最后，基于实地调研和个案介入实践，总结了医务社会工作对脑卒中患者开展个案工作的现实困境，并从社会工作专业层面、医疗机构层面和政府政策层面提出了相应的对策建议。

关键词：医务社会工作　脑卒中患者　个案工作

一、绪论

（一）研究背景

脑卒中是一种致残率很高的疾病，我国每年新发的脑卒中患者约 200 万人，流行病学调查资料表明，通过自然恢复而不落残疾或仅有轻微残疾的患者仅为 15%—20%，而 80% 以上的自然恢复是带有明显残疾的恢复，其中 90%左右丧失生活自理能力，80%左右丧失行走能力或丧失正常行走能力，同时大部分患者会出现口眼歪斜、言语功能障碍和智力障碍等特征。脑卒中给人类的健康和生命造成极大威胁，给患者、家庭及社会带来极大的痛苦和沉重的负担。

随着近年医学在康复领域的发展，患者在发病后不少人都会进行手术，在手术后患者多会在医院进行后期的康复治疗，患者虽然会取得比自然恢复较好的康复效果，但康复时间长、康复效果不佳、康复期间较高的医疗费用和护工费用，依然会带给患者及其家属心理及社会适应方面的问题，影响患者的整体康复治疗效果。而且患者和家属由于带有较大的负面情绪，极易与医护人员产生矛盾或发生医疗纠纷，从而影响社会稳定。

随着生物治疗模式到“生物-心理-社会”治疗模式的转变，现代医疗服务也逐渐向“生物-心理-社会”医学模式转变，医务社会工作是现代医疗服务体系中不可或缺的重要组成部分。患者在就诊过程中不再只寻求生理上的治愈，同样希望在心理、社会等方面得到人性化关怀。而医院社会工作的主要任务是：其一，了解患者的情况，发现患者存在的问题与具备的能力；其二，与医院内的服务团队合作以确保团队中每一个部分的能力得到最好的发挥；其三，促进患者及其家属与医疗团队之间的合作，帮助患者更好地接受各种医疗服务；其四，促成医生、护士和医务社会工作者之间专业知识的分享，以提高服务质量；其五，建立患者与医院以外各种社会资源的联系；其六，倾听患者对医院工作的意见，协助医院处理医患矛盾，参与相关医疗制度的制定等。由此，兼具社会工作专业技能和医学素养的医务社工可以弥补医护人员只进行生理治疗的短板，有助于推动形成全方位的医疗卫生服务体系。

综上所述，一方面，我国的脑卒中发病人数逐年上升，传统的医学模式单一，脑卒中疾病给患者个人、家人、社会带来严重不良影响，病人和家属都渴望得到更多的心理社会治疗和人文关怀；另一方面，医务社会工作作为助人自助的专业，在我国理论和实践的发展已初有成效，医务社会工作介入脑卒中患者的康复治疗是可行而且有意义的，可以满足“生物-心理-社会”三者统一的治疗模式，帮助脑卒中患者实现最佳的治疗效果。

（二）研究意义

1. 理论意义

本研究能够丰富医务社会工作实务、医务社会工作个案工作和脑卒中患者领域的医务社会工作介入的相关理论。本文以社会工作的学科视角，采取个案的工作方法，根据阶段理论、社会支持网络理论，选取典型个案，通过收集资料、分析问题、实施介入、结案和评估等流程对患者进行个案干预。着重解决患者在知识、能力、认知、家庭、社会、经济方面的问题，帮助患者提高康复训练的主动性与积极性，改善焦虑及抑郁情绪状态，整合社会资源，加强社会支持系统。

2. 现实意义

多数脑卒中患者有焦虑及抑郁情况，不仅要忍受身体上的病痛折磨，还因缺乏完善的社会支持系统，面临经济上的压力，部分患者在康复过程中会出现拒绝配合治疗的行为，甚至产生轻生的极端想法。针对这些问题，社工采用个案的方法进行介入，协助患者增强康复治疗的信心和主动性、积极性，改善情绪状态，强化患者的社会支持系统，统筹社会资源，能够帮助患者提高整体的康复治疗效果；而对社会工作专业本身来说，有关社会工作介入脑卒中患者的实践反思和对策建议，能为医务社会工作的实践和发展提供一定的助力。

（三）研究理论依据

1. 阶段理论

阶段理论认为，面对重大疾病，人们在不同阶段会有不同的心理反应，人们经常需要经历的心理状态可以分为五个情感阶段，又叫“悲伤五阶段”。即否认期，病人在知道自己的真实病情后会不承认病情，逃避现实；愤怒期，病人对现实表示愤怒，度过否认期，病人开始承认病情，但通常会表现出悲愤、焦虑、烦躁，拒绝治疗，敌视周围的人；讨价还价期，病人承认自身疾病，平静地接受治疗；抑郁期，因治疗时间过长，效果不佳，或是病情恶化，病人表现出极度伤感、抑郁；接受期，此时病人的心性回归平静。

在医务社工介入脑卒中患者个案服务的过程中，一般服务对象在手术后开始康复的时期，会经历否认期—愤怒期—讨价还价期—抑郁期—接受期这五个阶段。本研究的介入过程一直关注和跟进服务对象的心理状况，通过感同身受、营造温馨氛围、支持与鼓励、积极关注等专业技巧，协助服务对象改善情绪状态，促使服务对象积极配合治疗。

2. 社会支持网络理论

社会支持网络是个人接触所构成的关系网，包括正式网络和非正式网络。个人通过这些关系网得以维持其认同，获得情感支持、物质援助、服务、信息和社会接触。该理论将资源分为个人资源和社会资源，社会工作者需要通过增能和赋权，帮助服务对象恢复个人资源，发展积极的有影响力的个人资源。脑卒中患者康复治疗过程中社会支持网络的构建包括患者对疾病的自我适应，以及除患者个人资源以外社会资源的重构、开发和完善。社工在具体服务中侧重帮助服务对象扩展社会支持网络，并增强其建立和利用社会支持网络的能力，当然社会工作者也是支持体系中的重要一员。

（四）相关概念界定

狭义的医务社会工作是指在医疗保健机构中围绕疾病的诊断、治疗与康复过程所开展的社会工作专业服务，其内容主要包括协助病人及家属解决与疾病相关的情绪问题、获取更多的资源以及适应医疗过程等。从广义上来说，医务社会工作不仅要协助病人及其家属解决与疾病相关的社会、心理问题，还要注重对影响健康的社会心理因素的探索和开发，并且利用社区与社会资源，推进医疗保健与社会福利的整合，促进公众对疾病的预防，保护公众健康（王思斌，2012）。

刘继同（2008）在《医务社会工作导论》中提出：医务社会工作就是把社会工作的专业知识和技术运用到医疗、卫生、保健机构中，协助病人及其家属解决与疾病相关的社会、经济、家庭、职业、心理等问题，以提高医疗效果。社会工作介入医疗领域，不仅可以促进患者早日康复，保持身体健康，而且可以协助解决因疾病而产生的各种社会问题，达到预防疾病蔓延与复发，使患者精神振作、重新适应社会生活的作用。

（五）研究方法

1. 文献研究法

首先收集相关学术领域的研究成果、新闻报道以及其他相关数据等文献资料，通过文献回顾的方式找到切合实际的研究领域，并及时总结反思，最终确定本研究的切入点和研究实务框架。通过对这些资料的分析和总结，为研究提供真实有效的数据资料。

2. 个案访谈法

在调研期间对脑卒中患者、患者家属和医护人员进行个案访谈，了解个案的需求及存在的问题，记录个案资料。梳理脑卒中患者群体的现状和面临的困境，并根据实际情况选取两则典型个案，分析患者在生理、心理以及社会等方面出现的问题，并以医务社工专业的视角开展介入服务。

二、脑卒中患者的现状及困境分析

（一）基本情况

1. 我国脑卒中患者的基本情况

脑卒中严重威胁着人类的健康和生命。2008 年 4 月 29 日卫生部公布的第 3 次全国居民死因调查结果显示，脑血管病位列城乡居民死亡原因首位，占死亡总数的 22.45%。当时卫生部统计中心资料显示，我国每年脑血管疾病新发病例超过 200 万例，死亡 150 万例，全国脑血管病存活患者达到 600 万—700 万人，在存活者中约 75%的人遗留不同程度的瘫痪、失语等严重残疾。脑卒中的高发病率、高致残率、高致死率已经严重危害我国居民的健康和生命，同时也给社会和家庭带来沉重的负担。

2. 调查×医院的基本情况

×医院是一家三级专科医院，院内设有专门的神经康复科，科内多收治脑卒中患者，脑卒中住院患者平均在 25—30 人，同时医院骨关节康复科与心肺康复科也收治脑卒中住院患者，医院脑卒中患者数量保持在 30—35 人，此次调研项目共服务了 20 名脑卒中患者及家属。

（二）困境分析

在整个康复治疗的过程中，脑卒中患者及家庭面临着诸多困境，不仅要经受身体上的折磨，还存在心理困境、行为困境、认知困境、社会支持困境，而这些困境也为医务社会工作的及时介入提出了迫切的要求。脑卒中患者所面临的困境主要表现在以下方面。

1. 心理、行为困境

脑卒中患者的心理、行为状况存在很明显的特征，即阶段性和群体差异性。

所谓阶段性是指在发病和康复治疗的不同阶段，患者会经历否认期—愤怒期—讨价还价期—抑郁期—接受期五个阶段。在心理上，脑卒中患者经历从否认到接受的过程后，开始努力配合治疗，但是因为治疗周期长、效果不明显、存在复发的危机，患者会长时间陷入焦虑和抑郁。在行为上，脑卒中患者的社会交往也呈现阶段性特征。脑卒中初期患者开始出现封闭状态，不愿意与家人及外界过多沟通，而到了康复治疗中期患者受身体状况和心理状况的影响，可能会出现更严重的封闭状态，与外界严重缺乏沟通。由于日常生活基本无法自理，同时存在其他的功能障碍，心理上丧失生活自尊心和自信心，一些患者会出现极端的拒绝治疗、自杀等行为。这些危机一旦未得到合理解决，无论是对患者的生命健康以及其家庭的维护，还是对整个社会的良性运行都是巨大的威胁。

“我怎么也高兴不起来，我不想与其他人沟通，我感觉自己就是一个废人，没有任何用了，还会拖累我的家人。”（个案6）

“我最近感觉没有一点进步，我很担心我会站不起来，我可能再也不能走路了，也没有办法工作了，我还这么年轻，以后的生活我不知道该怎么办。”（个案2）

“我已经失眠了好多个晚上了，我很痛苦，我想趁护工不在的时候从床上摔下来一死了之。”（个案8）

群体差异性是指从群体类型来看，不同情况的脑卒中患者患病后所承受的心理压力、情绪表现有差异。文化程度较低的脑卒中患者相比文化程度较高的患者更容易有心理焦虑和抑郁、悲观倾向，而文化程度较高的患者主动改变现状和寻求外界帮助的愿望更强烈；多次复发的脑卒中患者比病情相对稳定的患者更容易有心理焦虑和抑郁、悲观倾向。心理压力越大的脑卒中患者行为越封闭，越趋向极端。

“我才35岁，我本来有一份收入和地位都较高的工作，我还有一个可爱的女儿，但现在工作没了，妻子也想和我离婚，而我这个样子很难再有进步了，我对未来没有一点信心。”（个案2）

“我希望自己能够恢复到跟正常人差不多，但现在最多才到70分，离我想要的95分还差很远，我高兴不起来，我也不太想继续进行康复治疗了。”（个案15）

综上所述，脑卒中患者的心理、行为具有阶段性、群体差异性。患者承受着巨大的心理压力，没有合理的疏导途径，缺乏心理上的沟通、宣泄途径，甚者会发生自杀行为。不同文化程度、不同疾病情况的脑卒中患者群体在心理、行为表现方面也有显著差异。

2. 服务支持困境

服务支持系统是脑卒中患者在康复治疗过程中重要的外在支持力量，对于患者疾病康复有着至关重要的作用。这里着重论述脑卒中患者的照顾服务支持困境及医疗服务支持困境。

（1）照顾服务支持困境

由于脑卒中疾病康复期长，特别是一些病情较重的患者，生活基本无法自理，行动不便，照顾工作是一个相当辛苦、复杂而漫长的过程。

根据访谈以及观察，一般来说为患者提供长期照料的主要是护工。患者家属由于各种原因没法照顾患者，会雇用看护者，一般的费用是每天160—180元。雇用式的服务往往让患者感到拘谨、不信任和缺乏情感支持，长期的费用支出对一般家庭来说也无力支撑。医院里也会有一部分患者独自治疗或由家属间断地照顾一段时间，患者一个人去治疗的时候非常不方便。所以患者有无配偶、配偶的身体状况、子女数量、子女空余的时间多少、子女工作、子女经济情况、子女与父母之间的关系就直接影响照顾服务的好坏，在全部由护工承担照料工作的照顾服务中，护工成为影响脑卒中患者照顾服务的主要因素。

由此可见，脑卒中患者的照顾服务支持主要来自护工，这种照顾服务受护工的服务意识和服务能力的影响较大，而且这种照顾服务缺少情感支持与关怀；部分患者的照顾服务支持来自家庭内部，包括配偶、子女等，适用性小。因此，脑卒中患者的现有照料服务支持力量来源和支持力度远远不能满足患者需求。

（2）医疗服务支持困境

本次研究调查的医院存在患者较多、医护人员较少的情况，往往一个医生要负责10个以上的病人。患者渴望得到医生的关注，渴望了解到更多与疾病和康复治疗相关的信息，但现有医疗资源紧张，医生负责开药看病，没有太多的时间去跟患者沟通和关注患者的心理健康及其他方面的问题，且患者往往缺乏和医生沟通的渠道，患者会因为治疗效果差而抱怨医生。患者在医疗服务方面存在医疗服务信息缺乏、医患信息不对称、医患矛盾尖锐的问题。

“我的医生都一周没有来病房看我了，都不知道她在忙什么。”（个案13）

“我来医院都两个多月了，但是我感觉没什么效果，我想换一个医生。”（个案16）

总之，在服务支持方面，照顾服务以缺乏专业护理知识的护工和家人照顾为主，存在很多问题；医疗服务方面，受传统生物医学模式，以及医疗资源紧张现状的影响，医生为患者仅仅提供医疗层面的服务，缺乏心理及社会层面的服务，医生和患者之间信息不对等；在支持内容方面，工具性的支持较多，情绪、情感、精神上的支持较少。

三、实务分析

笔者于2017年9月至2018年8月在神经康复科、骨关节康复科和心肺康复科，通过个案访谈法收集到许多有价值的研究资料，以下选取两则典型案例进行分析。一则服务对象为文化程度较低和病情不太稳定的脑卒中患者，一则为文化程度较高和病情较稳定的脑卒中患者。因两名患者差异较大，非常具有代表性。

（一）案例一

1. 接案前的准备

通过资料查阅，收集有关脑卒中疾病的知识。学习和掌握脑卒中患者在康复过程中表现出来的生理及心理方面的特点，以更好地帮助服务对象。熟悉和掌握积极关注、倾听、同感等社会工作个案工作介入技巧。

2. 接案

案主的主管医生主动联系到社工，告知案主目前情绪比较低落，平时不愿意说话，同时医生认为案主的家庭给予案主的支持较少，希望社工为案主提供一些专业的帮助。社工在跟医生了解了案主的基本情况后，又与案主及其护工进行了接触，在较全面地了解了案主的基本情况并取得案主的同意后，于2017年12月8日接案，到2018年1月22日结案。

（1）案主的基本情况

基本资料：李老师（化名），男，58岁，文化程度较低，上过3年学。

健康状况：案主是第三次脑梗发作来医院康复，健康状况比较差。有吞咽功能障碍，吃饭时吞咽困难、疼痛，喝水呛咳。有言语功能障碍，说话吐词不清。

家庭资料：案主已与妻子离婚，有一个女儿，除此之外还有一个哥哥。

情绪状况：由于脑梗多次复发，案主有轻度的焦虑和中度的抑郁情况。

经济状况：案主在手术期间已将自己之前的两万元积蓄花光，目前案主住院的费用和护工费都是由女儿承担。

（2）案主的困境及需求

身体方面：案主有糖尿病，且血糖指数一直居高不下，有再次脑梗复发的可能，需要找到导致血糖指数居高不下的原因，同时制订健康管理的方案，协助案主控制好血糖指数。

心理、行为方面：案主存在认知困境。情绪低落，心情焦虑，有抑郁情况，不想治疗。需要帮助案主增强康复治疗和当下生活的信心，改善焦虑和抑郁状态。

社会支持系统方面：案主前妻由于要照顾外孙，同时与案主关系不佳，只是平时过来为案主送饭，与案主交流较少；案主女儿和哥哥也很少来医院看望案主；案主的日常生活及康复训练主要由护工负责，但由于案主性格原因和护工的特殊性，案主与护工的关系不是很好，案主对护工不是很信任。需要改善和加强案主与前妻的关系，需要增强案主家人对案主的关心与情感支持，同时需要改善和加强案主与护工的关系，协助案主认识更多的病友。

（3）服务目标

与案主建立专业关系；与案主建立专业信任关系；协助案主较好地控制血糖的指数；协助案主进行康复训练；改善案主的焦虑和抑郁情况；增强案主生活和康复治疗的信心，增强案主康复治疗的主动性和积极性；加强案主的社会支持系统。

3. 个案介入过程

（1）第一阶段

主要内容：运用真诚、积极关注的技巧与案主、案主家属和主管医生及护工沟通，了解案主身体、心理、家庭、经济方面的基本情况。与案主建立良好的专业关系。

以下是部分访谈内容。

社工：张医生，现在李老师是一个什么样的情况。

医生：他现在主要是对待康复训练不是很积极，然后情绪很低落，他的血糖指数一直很高，我想办法去改善了也没什么效果，再就是他家人很少过来看他，感觉他家人给他的关心太少了，我希望你可以去给他提供一些专业的帮助。

社工：嗯，好的，我先去了解一下李老师更多的情况，再看是否可以或者怎样为李老师提供服务。

社工：樊老师，平时李老师会跟您说一些他的想法吗?

护工：我不知道为什么，我觉得我还是很负责的，但是他从不跟我多说什么，我很多时候问他他也不理我，我不知道怎么样去和他沟通了，我希望他可以多和我交流，这样我才能知道他有什么需求，我该怎么去帮助他。

社工：嗯，李老师可能是因为情绪低落不太愿意跟您多说话。这样吧，樊老师，我先去跟李老师聊一聊，听一听他的想法，我再跟您讲，我也希望能加强您和李老师的关系。

社工：李老师，您最近睡眠质量怎么样啊？

案主：还可以，我每天晚上没什么事，8 点多就睡了，然后我醒得很早，3 点多就醒了，我就一直睁着眼睛躺在床上，等到天亮，感觉有一些难受。

社工：嗯，在床上没有事情干躺着肯定会很难受的，那我先去问一下您的主管医生，看您现在可不可以在晚上进行一些自主康复训练，这样您晚上可以有事情做，不至于睡得太早，也对您康复有帮助。

初次与案主接触时，案主不愿意与社工积极主动交流，只是社工问一句案主答一句。社工通过与案主及其医生和护工的访谈，了解了案主的基本情况。

（2）第二阶段

这一阶段的目的是：多多陪伴案主，丰富案主的生活，进一步建立信任关系；了解案主血糖指数偏高的原因，协助其控制血糖指数。

社工多次到病房与案主聊天，渐渐取得了案主的信任。同时社工将案主早睡早醒的情况告知了主管医生，主管医生让案主晚上进行自主康复训练，从而让案主有了一个较合理的睡眠时间段。社工还打印了唐诗拿给案主，让案主通过朗读唐诗训练言语功能；带领案主做小手工，在训练手部功能的同时丰富案主的生活。慢慢地案主每次在社工走的时候都主动与社工握手，同时案主开始与社工诉说内心的想法。

在这期间，社工发现案主的血糖指数在早餐后最高，而其他时间都相对稳定。社工进一步了解了案主的早餐食物，发现早餐食用的麦片可能含有较高的糖分。在社工与主管医生的建议下，案主家人更换了麦片。

社工：李老师，您觉得您的护工樊老师怎么样啊？

案主：我觉得一般，我就是感觉他干涉了我的康复治疗，在这方面医生才是专业的，但他总是说怎么样怎么样好，这让我不是很舒服，我觉得他只要负责照顾我就好了。

社工：那您有就这个方面跟樊老师去沟通吗？

案主：没有，我不太好说这个，我怕影响关系，所以我就还是保持沉默吧。

社工：嗯，李老师，其实樊老师很关心您的，他首先对照顾您一直很上心，同时他私下也和我说让我多和您聊天关心您，所以我觉得他对您还是蛮好的，他喜欢给予一些建议可能也是想着为您好，不过确实在治疗方面您的医生才是专业的，所以要不我从侧面和樊老师沟通一下，我希望能加强您和樊老师的关系。

案主：嗯，好的，谢谢你。

（3）第三阶段

在这一阶段，社工开始协助案主加强与护工、医生、家人及病友的沟通，协助案主加强社会支持系统；同时协助案主进一步控制好血糖指数；并协助案主改善焦虑及抑郁情绪，增强康复治疗的主动性与积极性。

通过与案主的交流，了解到了案主与护工及家人关系不佳的原因，社工将案主的想法侧面传达给护工及家人，改善和加强了案主与护工和家属的关系，护工和家属增强了对案主的关心。同时社工协助案主认识了同病房的病友，鼓励案主与病友交流和相互支持与鼓励，较好地协助案主加强了社会支持系统。案主在更换麦片后，早餐后的血糖指数明显下降，社工进一步鼓励案主加强自主康复训练和保持良好的情绪状态，以更好地控制血糖指数。在社工的协助下，案主的情绪状态和心情有了一定的改善，同时对待康复治疗也变得积极主动起来。

（4）第四阶段

在这一阶段，社工主要协助案主强化服务的效果，提高整体康复的效果。

在社工的协助下，案主开始更加主动地与社工、医生、护工、家人及病友交流，而家人及护工、医护人员、病友也给予了案主更多的帮助与情感支持，案主的社会支持系统明显加强；案主的情绪状态和心态有了明显改善，同时严格执行社工制订的健康管理方案，案主的血糖指数持续保持在一个正常的范围内，案主住院两个多月后，在肢体功能、言语功能、吞咽功能方面都有了较大的进步，整体康复治疗效果较好。

（5）第五阶段

案主计划于 2018 年 1 月 22 日出院。在出院前的一周时间内，社工主要协助案主处理离别情绪，同时做好出院健康宣教工作，协助案主憧憬未来的生活。案主在社工的协助下了解了出院后康复训练及日常生活等需注意的事项，同时增强了对未来生活的信心。

4. 结案和评估

（1）结案

订立的个案服务目标基本达到。案主即将出院，社工告知案主个案服务即将结案，并做好结案的准备，处理好离别情绪。

（2）评估

目标达成情况评估：

第一，协助案主较好地控制了血糖的指数，降低了脑梗复发的可能性。

第二，为案主提供了心理辅导与陪伴支持，改善了案主的焦虑和抑郁情况。

第三，协助案主增强了对生活和康复治疗的信心，增强了康复治疗的主动性和积极性。

第四，协助案主改善和加强了与家人和护工的关系，同时协助案主加强了与医护人员和病友的交流，加强了案主的社会支持系统。

第五，丰富了案主的业余生活，提高了案主的生活质量。

案主医生评估：

在社工介入提供服务后，感觉患者心情有了很大的改善，同时患者对待康复治疗更加积极主动，患者也愿意更多地与医生进行沟通，同时社工制订的健康管理方案也让患者的血糖长时间保持了正常的指数。

社会工作者自评：

社工在本次服务中保持了较好的专业素养，耐心地为案主进行心理辅导，并协助案主增强了康复训练的信心，调整了过高期望，克服了心急的情况，极大地提高了案主的康复治疗主动性和积极性，从而提高了案主的日常生活能力；通过制作小手工，加强了案主手部功能的训练，同时加强了案主和家人及护工的关系，丰富了案主的业余生活，加强了案主的社会支持系统，在鼓励和协助案主加强言语功能训练以后，案主的言语功能有了很大的进步，自尊心和自信心明显增强。在这两个方面社工起到了较好的辅助作用。

（二）案例二

1. 接案前的准备

学习和掌握脑卒中患者在康复过程中表现出来的生理及心理方面的特点，以更好地帮助服务对象。熟悉和掌握积极关注、倾听、同感等社会工作个案工作介入技巧。

2. 接案

社工在随访过程中遇到案主在与护工争论，便上前了解情况，知晓这一场争论是由于案主不太愿意去做治疗，而护工则说不做治疗不行。在社工跟案主进行简单的自我介绍后，案主主动提出想让社工为他提供心理辅导，想和社工单独聊一聊。于是社工与案主的手法治疗师沟通，给案主调整了做治疗的时间，并带案主到个案室单独进行交流，在初步了解了案主的基本情况并取得案主的同意后，于2017年11月20日接案，到2018年2月5日结案。

（1）案主的基本情况

基本资料：蔡老师（化名），男，60岁，文化程度较高，上过大学。

健康状况：案主是脑卒中术后来医院康复，健康状况一般。有言语功能障碍，说话吐字不清。

家庭资料：案主妻子已退休，有一个女儿已经结婚生子。

情绪状况：案主有中度的焦虑和轻度的抑郁情况。

经济状况：案主经济状况较好。

（2）案主的困境及需求

身体方面：案主右侧肢体偏瘫，恢复较慢，同时案主有言语功能障碍，吐字不清（第一次与案主交流时，在一个安静的房间里，很多时候社工需要耳朵贴近案主反复听3遍以上，并询问案主自己是否正确领会了他的意思），需要加强自主康复训练和言语功能训练。

心理、行为方面：情绪低落，心中很焦虑，有抑郁情况，对待康复治疗很消极。需要帮助案主增强康复治疗的主动性与积极性，改善焦虑和抑郁状态。

社会支持系统方面：案主妻子经常外出旅游，与案主关系不佳，只是偶尔过来看望案主，与案主交流较少；案主女儿由于上班也很少来医院看望案主；案主的日常生活及康复训练主要由护工负责，但由于案主不信任护工，案主与护工的关系特别不好；同时案主由于言语功能障碍与医护人员缺乏沟通，关系不佳。需要改善和加强案主与妻子的关系，需要增强案主妻子和女儿对案主的关心与情感支持，同时需要改善和加强案主与护工的关系，协助案主加强与医护人员的沟通并改善关系，协助案主认识更多的病友。

（3）服务目标

与案主建立专业信任关系；改善案主的焦虑和抑郁情况；增强案主康复治疗的主动性和积极性；加强案主的社会支持系统，包括改善和加强案主与护工、妻子和医护人员之间的关系。

3. 个案介入过程

（1）第一阶段

主要内容：运用真诚、积极关注的技巧与案主及案主的主管医生、护工沟通，了解案主在身体、心理、家庭、经济方面的基本情况。与案主建立良好的专业关系。

以下是部分访谈内容。

社工：奚医生，蔡老师现在情况怎么样啊？

医生：他现在康复的主动性和积极性太差了，每天很多治疗要不就是不做，要不就是不认真做，所以他住院一个多月了看不到康复的效果，然后他一直跟我说他的护工会害他，让我跟他老婆说换一个护工。希望你可以去开导一下他，让他好好配合治疗，他现在还在康复的黄金期，让他好好康复，不然他可能永远站不起来了。

社工：嗯，好的，我已经和蔡老师聊了一次，我再多了解一些他的情况，再看怎么去帮助他吧。

（社工在对案主的主管医生进行访谈时，有医生进来反映，案主在病房说有野鸭子飞进病房又飞走了，主管医生当即就说如果是出现了幻视，需要开相关的药物进行治疗。）

社工：蔡老师，您最近睡眠和心情怎么样啊？

案主：不太好，我一晚上都失眠，最近还血压升高了好几次。

社工：那是因为什么呢？

案主：我不敢说，我怕你和别人说。

社工：请放心，蔡老师，我们社工要遵循保密原则的，只要不伤害到其他人，我就替您保密，您可以相信我。

案主：嗯，好，那我相信你一回。是这样的，我这几次晚上血压升高是因为我的护工和其他护工在病房发生性行为，声音有点大，然后我血压一下子就升高了，我又不敢明说，怕护工知道以后害我，所以我就跟医生暗示说有野鸭子飞进来又飞走了。

社工：是这种情况呀，那蔡老师您不要担心，我将这个情况反映给科室主任，他们会进行处理的。

初次与案主接触时，案主虽然求助愿望强烈，但仍然不太信任社工，在社工的鼓励下案主才将一些自己担忧的问题告诉社工。在与案主聊过几次之后，社工已经了解了案主的基本情况。

（2）第二阶段

这一阶段的目的是：协助案主加强与医护人员之间的沟通；多多陪伴案主，丰富案主的生活，进一步建立信任关系。

社工多次到病房与案主聊天，渐渐取得了案主的信任，同时社工将护工晚归影响案主休息的情况告知了科室主任，主任安排护士和医生在夜间加强了巡查，从此避免了此类情况的发生。

在这期间，社工了解到案主感觉自己的妻子不信任他，妻子每次过来就只跟护工交流，基本不理案主，而且把他的手机和钱都收了，这让案主很担心护工会骗自己的妻子，担心自己出院后会人财两空，于是更加焦虑。

（3）第三阶段

在这一阶段，社工开始协助案主加强与妻子、护工、医护人员的沟通，协助案主加强社会支持系统；并协助案主改善焦虑及抑郁情绪，增强康复治疗的主动性与积极性。

通过与案主的交流，了解到案主其实很爱妻子，但妻子觉得案主对待康复治疗不认真，所以对案主康复没有信心。案主希望妻子能多来看他和陪伴他，而当社工问他要做什么让妻子对他有信心时，案主说首先要积极配合治疗和加强训练，同时把烟戒掉，这样妻子会愿意相信他会努力康复。在社工的鼓励下，案主对待康复训练积极主动了，同时也不再吸烟了。而社工在进一步了解和观察中发现，案主的护工确实不是很负责任，但由于案主妻子很相信护工，所以社工与案主约定先观察护工一周时间，如果护工确实不用心照顾案主，社工就答应建议案主妻子更换护工。而在社工的协助下，医护人员也看到了案主的改变，开始更加友善地对待案主。社工还将案主的改变和案主的想法告知了案主的妻子，案主的妻子在接下来的第二周便开始来医院陪伴照顾案主。

（4）第四阶段

在这一阶段，社工主要协助案主强化服务的效果，提高整体康复的效果。

在社工的协助下，案主开始更多更好地与妻子、医护人员交流，而妻子和医护人员也给予了案主更多的帮助与情感支持，案主的社会支持系统明显加强。同时社工在对护工的观察中发现，当案主妻子不在时，护工照顾案主很是大意（护工两次差点让案主摔倒，同时护工用棉签用力掏患者的耳朵，患者跟社工讲很疼；护工甚至为了中午能休息，偷偷把案主输液瓶里的药水倒掉，以便案主早点输完液好自己去休息），于是一周后社工和医生一起建议案主妻子换了一个负责的护工。看到妻子和医护人员更加关心自己，同时换了一个自己很满意的护工，案主的情绪状态和心态有了明显改善，案主对待康复治疗也更加积极主动了。在康复训练了两个多月以后，案主的整体康复治疗取得了不错的效果。

（5）第五阶段

案主已经恢复了自助的能力，同时社会支持系统明显加强，取得了不错的康复治疗效果，并持续保持了一个较好的心情和心态。社工在这一阶段主要是做好结案前的工作，协助案主处理离别情绪，协助案主憧憬未来生活。案主在社工的协助下制订了康复训练的计划和目标，同时增强了对未来生活的信心。

4. 结案和评估

（1）结案

订立的个案服务目标基本达到。案主已恢复自助的能力，社工告知案主个案服务即将结案，并做好结案的准备，处理好离别情绪。

（2）评估

目标达成情况评估：

第一，协助案主较好地与医护人员进行了沟通，消除了医护人员对案主的误会，较好地改善了案主与医护人员之间的关系，同时协助案主改善和加强了与妻子的关系，建议更换了负责任的护工，极大地加强了案主的社会支持系统。

第二，为案主提供了心理辅导与陪伴支持，较好地改善了案主的焦虑和抑郁情况。

第三，增强了案主康复治疗的主动性和积极性。

第四，协助案主制订了未来康复训练和生活的计划，案主能以乐观的心态面对未来。

案主医生评估：

在社工介入提供服务后，患者妻子对患者更加关心了，患者心情有了很大的改善，同时患者对待康复治疗更加积极主动，还把烟戒掉了，整体的康复治疗效果较前期有很大进步。

社会工作者自评：

社工在本次服务中保持了较好的专业素养，耐心地为案主进行心理疏导，并协助案主增强了康复训练的信心和康复治疗的积极性与主动性；同时社工协助案主改善和加强了与医护人员及妻子的关系，并建议家属更换了更负责任的护工，在协助案主加强社会支持系统方面取得了良好的效果。

四、现实困境及对策建议

在为期一年的个案介入过程中，笔者运用社会工作的理论来开展社会工作实务。反思整个服务过程，笔者总结了医务社会工作介入脑卒中患者所面临的诸多现实困境，并提出相应的对策建议。

（一）现实困境

1. 医务社会工作知晓率低

医务社会工作在我国内地的发展尚处于初级阶段，认可度不高，大部分患者不了解社会工作，甚至医院的工作人员也对社会工作缺乏了解，造成介入困难。

2. 脑卒中患者问题严重

脑卒中患者所面临的困难涉及身体、心理、社会、经济等众多方面，患者和家人处于悲伤之中，拒绝和外界过多沟通，造成介入困难。

3. 专业能力要求较高

医务社会工作者需要对脑卒中患者和家属进行认知、心理行为辅导，如果沟通能力、心理辅导水平、社工实务技能缺乏，也会使对脑卒中患者的介入产生困难。

4. 面临伦理困境

对于年纪较大且康复空间较小的患者而言，患者大多不愿意承受康复时巨大的痛苦和可能看不到任何效果的结果，但家属往往抱有过高的期望，同时医护人员存在过度医疗的问题，导致患者承受更大的痛苦。

5. 康复医学发展不足

康复医学作为一个新兴的医学领域，在20世纪后才开始慢慢发展起来。目前×医院所在的地区康复医学也还在发展的初期，康复领域的医院规模较小。为了康复医学的发展，医院愿意在政府的资金支持下与社工机构合作开展项目，但脱离了政府的资金支持，医院很难自己出资购买医务社工服务，导致医务社工项目在缺乏政府资金支持时无法继续在医院开展服务，从而影响医务社会工作服务的发展，也无法为需求较大的脑卒中患者提供长期连续性的服务。

（二）对策建议

1. 社会工作专业层面

第一，加大对医务社会工作的宣传力度，提高医院管理层、医护人员与病人对医务社会工作的认知度与认可度。

第二，医务社会工作者应注重对实务能力的提高，以提供更高质量的服务。医务社会工作涉及医疗领域，患者不仅要遭受身体上的折磨，还存在心理社会层面、社会支持系统层面的困境，面临医患矛盾等问题。这就要求医务社会工作者掌握一定的医疗知识、专业的心理咨询能力和社会工作个案、小组、社区的实务介入技巧，并了解相关的法律政策知识，以提供给服务对象优质的专业服务。

第三，开展符合中国国情的医务社会工作。在中国，特别是在×医院所在的传统文化比较浓厚、人际关系还较多处于熟人社会的地区，就更需要理解中国国情，依托熟人社会，对社会工作进行本土化，开展符合中国国情的社会工作。比如，在与案主初次接触的时候，可先与案主说说闲话唠唠家常，给予案主力所能及的帮助，再慢慢打开话题，通过多次的接触和关心逐渐取得案主的信任。

第四，医务社会工作者应充分尊重案主的特殊性，理解案主的伦理环境，具体问题具体分析。案主的心理、行为具有阶段性、两面性，城乡之间、不同文化程度、不同年龄阶段、不同病情的脑卒中患者的心理、行为、照顾情况也都具有个体差异性。这就需要医务社会工作者在对脑卒中患者进行介入的时候，尊重和理解案主的生活状态，尊重案主和案主家人的想法。面对伦理难题，社会工作者尽力实现案主的幸福生活、进行适当的价值排序、具体问题具体分析是解决这些难题可能的途径。

2. 医疗机构层面

第一，医疗机构要大力购买医务社工服务，推动医务社会工作的发展。医务社会工作主要是为医疗机构提供服务，可以有效地提高医疗机构的服务质量。除了社工机构在政府和社会方面获得的资金和物质支持以外，医院也应大力购买医务社工服务，为社工机构提供相应的物质资源支持，推动医务社会工作的发展。

第二，医疗机构要加强与社工机构的合作。目前×医院所在的地区主要通过社工机构与医疗机构合作开展项目，在项目开展的过程中，需要医疗机构提供全方位的支持，以使项目能实实在在地为服务对象提供专业的服务，能取得良好的服务效果。

第三，康复领域的医疗机构要谋求自身和医务社会工作的共同发展。医务社会工作与医疗机构是相互影响、相互依存的关系，康复领域的医疗机构要在发展自身的同时，主动推动医务社会工作的发展，而医务社会工作的发展也将推动康复领域医疗机构的发展。

3. 政府政策方面

政府应促进我国社会工作教育和医务社会工作专业的发展，培养一批既具有社会工作专业知识，也了解相关医学知识的专门人才，促进社会工作专业的发展。

全国各地应推动医务社会工作机构化发展，并完善机构相关制度，为社会工作者进驻医院做好充分准备；加快医务社会工作的职业化发展，使更多的脑卒中患者能够享受医务社会工作者提供的专业服务。

民政、残联、卫健委等相关部门要加大政府购买医务社会工作服务的力度，为医务社会工作的发展提供充分的保障。

参考文献：

［1］郭永松．中西方社会工作伦理价值体系的差别与医务社会工作［J］．中国医学伦理，2010，23（2）：18-19.

［2］刘岚．我国医务社会工作制度框架及政策研究［D］．武汉：华中科技大学，2011.

［3］刘继同．医务社会工作导论［M］．北京：高等教育出版社，2008.

［4］刘继同．转型期中国医务社会工作服务范围与优先介入领域研究［J］．北京科技大学学报（社会科学版），2006（1）：6-12.

［5］马洪路．康复机构中的医疗社会工作［J］．中国康复理论与实践，2001（4）：44-45.

［6］王思斌．社会工作导论［M］．北京：北京大学出版社，1998.

［7］王思斌．中国社会工作的嵌入性发展［J］．社会科学战线，2011（2）：210.

［8］王思斌．社会工作实务［M］．北京：中国社会出版社，2012：354.

［9］文军．社会工作模式：理论与应用［M］．北京：高等教育出版社，2009：15.

［10］万莉莉．叙事疗法在医务社会工作中的应用初探——以武汉市某三甲医院个案为例［D］．武汉：华中师范大学，2012.

［11］尹放，黄莉．美国的医务社会工作及启示［J］．医学与哲学，2014，35

(2A): 566-567.

[12] 袁君刚．论社会工作的伦理承诺与伦理困境［J］．西北师大学报，2014，1(51): 135.

[13] 张娇．疾病适应性的医务社会工作介入——以R医院尿毒症患者为例［D］．兰州: 兰州大学，2013.

[14] 赵汀阳．论可能生活（第二版)［M］．北京: 中国人民大学出版社，2010: 25.

[15] 王田．医务社会工作对癌症患者的个案介入研究［D］．杨凌: 西北农林科技大学，2015.

[16] 陈瑜，张瑞华，孙渤星，赵薇，陈晓佳，何思长．我国医务社会工作发展现状与思考［J］．现代医院，2014，14（19): 7-9.

长路漫漫亦灿烂

◎广东省佛山市南海区启创社会工作服务中心　吴淑婷

摘　要：本案例是一个社会工作者在癌症病患确诊期—治疗期—康复期阶段中功能发挥的经典案例。社会工作者在查房中主动接触服务对象，评估其需求，而后根据需求从疾病适应、资源链接、情绪辅导、能力建设等方面介入，协助及支持服务对象正确、理性看待困境。服务对象在社会工作者的服务支持下有了正向的改变，能理性看待疾病并积极应对生活中的困难，能勇敢坚定地走下去。从社会工作者的角色来看，作为一名医务社工，尽管不能从医学手段上减轻病人的疾病苦楚，但其社工服务的介入能带来生命影响生命的效果。

关键词：乳癌患者　心理康复　病友互助团体　同路人

一、案例背景

（一）项目背景

2011 年 9 月，广东省佛山市南海区以南海区人民医院为试点，开展了首个由政府购买的第三方医务社会工作服务项目——“医路同行”。该项目由南海区卫生和计划生育局、“关爱桂城”建设督导委员会、南海区人民医院和南海区启创社会工作服务中心四方合作启动，共同探索医疗卫生领域的服务新模式。作为佛山市首个以病人服务为中心的医务社会工作服务项目，项目从癌症及慢性病两个方向出发，以“健康促进中心”模式为载体，从“身、心、社、灵”的全人健康理念出发，联结患者个人、家庭、社区的网络，开展癌症病人一站式支持服务和长期病患社区网络支持服务。

随着 5 年来医务社会工作服务的全面铺开，医务社会工作者的角色逐渐转型，从“以医患关系为中心提供服务”转向“以服务对象为中心针对性地开展系统服务”，服务内容更为全面、服务对象更为多元、服务手法更为灵活。截至2016年12月，南海全区共有8所医院推行了医务社会工作服务，5年来的实践与探索，让南海区医务社会工作的发展积累了十分宝贵的经验，2015年更是发布了广东省首个医务社会工作服务标准——《佛山市南海区医务社会工作服务标准》，为南海区医务社会工作的规范发展提供了依据，为监察与评估医务社会工作服务提供了参考标准，推动了南海区医务社会工作服务的规范化、标准化和系统化发展。

（二）工作背景

全国肿瘤登记中心发布的《2012中国肿瘤登记年报》数据显示，我国每年新发肿瘤病例约为312万例，平均每天8550人，每分钟就有6人被诊断为恶性肿瘤。我国居民一生罹患癌症的概率为22%。全国35—39岁年龄段恶性肿瘤发病率为87.07/10万，40—44岁年龄段恶性肿瘤发病率几乎翻番，达到154.53/10万；50岁以上人群发病占全部发病的80%以上，60岁以上癌症发病率超过1%。从病种看，全国恶性肿瘤发病第一位的是肺癌，其次为胃癌、结直肠癌、肝癌和食管癌，前10位恶性肿瘤占全部恶性肿瘤的76.39%。乳腺癌是女性肿瘤中排名第一的常见恶性肿瘤，是威胁女性健康的最主要疾病之一。在中国城市妇女中，目前约30人中就有1人患乳腺癌，且以每年3%—4%的增长率上升。在南海区人民医院，每年接收癌症患者2500多人次，其中乳腺癌患者约600人次/年。乳房作为女性的重要性征，对女性气质的建构起着重要作用，罹患乳腺癌对大部分女性来说意味着乳房的切除，意味着身为女性的一个重要身体部位的缺失，意味着女性身体形象的损害，意味着她需要处理乳腺癌带来的切身疾病感受。加之，由于长期对癌症缺乏认识，很多人“谈癌色变”，认为癌症不可治，患者容易陷入极度悲痛和心理挣扎当中。

“医路同行”服务项目在总结过去医务服务和模式探索经验的基础上，切合南海区人民医院的医疗重点科目，从癌症及慢性病两个方向出发，重点服务乳腺癌、结直肠癌、中风及骨科的病人及其家属，从“身、心、社、灵”等层面介入并提供支持服务。通过资源整合和服务开展，提升病人及其家属应对疾病的能力，促进自助互助；通过健康促进中心平台链接医护资源、社区资源，开展健康宣教服务，倡导健康理念；通过院内“社会工作者+志愿者”的服务模式，及时回应病人及家属的需求，提升医院服务质量，营造良好的医患沟通关系。开展个案服务，通过资讯提供、资源链接、情绪辅导、同路人支持等形式，为患者提供适切、及时的支持。运用社会政策及资源从基础上减轻患者的经济压力；同时通过专业辅导服务的开展，疏导患者的负面消极情绪，引导其建立积极理性信念，重燃生活信心；促进患者与同路人加强交流，建立互助力量，抱团抗癌，向社会公众展示不一样的癌后生活。

（三）案例介绍

1. 基本资料

姓名：美姐（化名）

性别：女

年龄：45 岁

社会工作者：吴姑娘

2. 个案背景资料

接案原因：服务对象被确诊为乳腺癌，从被告知疑似乳腺癌，到最终确诊并选择实施乳房全切除手术只经历了 10 天的时间。社工在查房过程中接触到服务对象，在明确社工的角色身份后，服务对象期望社工能提供帮助与支持；同时社工在经过面谈后评估服务对象的问题在社会工作者的服务范围与能力范畴内，遂接案跟进辅导。

家庭情况：服务对象现年 45 岁，日常与婆婆、丈夫及两个子女共 5 人同住在 60 平方米的平房里。服务对象的公公于 4 年前患癌病逝，家里花费约 10 万元；患有帕金森慢性疾病的婆婆主要协助料理一些简单的家务；一子一女在读大学与高中。

经济状况：丈夫与服务对象为普通企业职工，人均月收入约 3500 元，日常家庭开支全靠两个人操持；婆婆虽有退休金 1500 元，但仅能支持其慢性病药物治疗之用；家里除了在住的小平房，还有一套刚付首付的 90 平方米的商品房，首付的一半由服务对象的母亲无偿支持，余下的首付贷款刚刚还清。服务对象为后续的治疗费用而发愁，深感无助。

健康状况：此前服务对象到社区做妇女关爱检查，体检医生建议服务对象到医院进一步复查；经不起丈夫催促，服务对象自认为无痛感无大碍，在拖延了一个月后的某天才到医院做进一步检查，当天医生建议留院进行抽样化验检查。

情绪状况：服务对象在确诊期阶段主要表现为对手术及疾病确诊结果的担忧和恐惧，情绪比较低落，终日以泪洗面，断绝与外界朋友、同事的联系；想到公公肝癌治疗无效半年后离世的情况，想到生命的未知与金钱的花费，服务对象多次产生轻生的念头；同时服务对象暂时难以接受或拒绝接受更多的疾病信息。

支持网络：服务对象有丈夫、子女、婆婆、母亲作为支持系统，在确诊期阶段家人轮流照料服务对象；同时自服务对象住院后，其朋友一直在微信上关心服务对象的情况，服务对象的朋辈关怀支持尚可。

二、案例理论支持

以“生物-心理-社会”模式作为介入模式，使社会工作者对个案的需求有整体的了解，能够按阶段协助服务对象面对患病所带来的各种问题。同时，社会工作者以马斯洛的需要层次理论为依据，首先协助服务对象应对基础层面的问题，解决治疗费用的难题。

美国心理学家伊丽莎白·库伯勒-罗丝在她1969年出版的《论死亡与临终》（*On Death and Dying*）一书中提出了“哀伤的五个阶段”（Five Stages of Grief）。该理论认为人们在面对重大疾病时心理状态可分为五个阶段，即否认期、愤怒期、协议期、抑郁期、接受期。社会工作者参照此理论与服务对象沟通，并表达对服务对象感受的接纳与理解，协助服务对象及其家人适应疾病，使服务对象更正确地认知疾病，接受和面对患病事实。

增能理论认为，个人需求不足和问题的出现是由环境对人的排挤和压迫造成的，为服务对象所提供的帮助应该着重于增进他们的能力，以对抗环境的压力。服务对象是有能力、有价值的，社会工作者的作用在于通过共同的活动帮助服务对象去除环境的压制和个体的无力感，使服务对象获得能力，确认服务对象是积极的主体并能正常发挥社会功能。

理性情绪治疗理论认为，良好的认知理解会产生良好的情绪和行为，不良的理解会导致不良的情绪与行为。心理症状的源头是人的思想认知存在问题，因此针对服务对象的情绪问题，社会工作者要协助服务对象对患病事实树立正确合理的认知，调整极端的想法。

三、服务计划

（一）服务目标

首先协助服务对象了解并申请慈善会等组织提供的各类医疗救助基金；其次协助服务对象及家人进行家庭资源的重整，以应对疾病带来的家庭经济危机。

为服务对象提供乳腺癌疾病资讯，如乳腺癌相关的图书、视频等资源，供服务对象了解学习，引导其正确认识疾病及影响，协助其进行疾病适应。

引导服务对象释放负面情绪，建立理性认知情绪。

提供平台，促进服务对象与乳腺癌同路人、旧病友的认识与交流，引导其建立面对疾病的信心。

（二）服务策略与程序

通过主动关怀与接触，了解服务对象的病情并收集其详细背景资料，与服务对象建立专业的信任关系，了解其需求、困难，初步确定服务目标，制订服务计划。

链接与整合资源，根据服务对象的家庭情况，协助服务对象了解并申请社会救助，如通过联系慈善会、相关基金会等，筹集治疗费用。同时，协助服务对象联系社区、民政部门，为服务对象提供支持。

运用知识册子，增进服务对象对疾病的正确认知，促进其疾病适应。

通过个案辅导引导服务对象释放负面情绪、回归理性思考，建立与疾病抗争的信心。

提供病友互助团体交流平台，促进服务对象与乳腺癌同路人、病友的认识与交流，引导服务对象建立康复信心，重燃生活希望。

四、服务计划实施过程

（一）第一阶段：主动接触，评估需要

45 岁的服务对象美姐是众多癌症病友中的一个，社工与她的交集始于病房走廊尽头的那排空椅子。5 个月前的某个周二，社工循例到普外三科（乳腺专科）进行查房。社工到达科室后先到护士站查看病历卡，用工作本记录一周内新入院的乳腺癌病友们的基础疾病信息，接着开展忙碌的接触访谈工作。当社工查房至走廊尽头那端的病房时，发现门外的椅子上一位身戴乳腺压力绷带的中年妇女正手捏着纸巾在默默地擦眼泪。凭着服务敏感度，社工判断她应该是乳腺癌病友。结合日常服务经验，社工部早备有一系列的乳腺疾病资讯宣传单张及小册子，这些都是社工在查房中接触病友，与病友打开话题匣子的“法宝”，也是深受病友们欢迎的“宝典”。“自我介绍、病情了解、基础反馈、资讯提供”，经过以上四步，社工与美姐的话题慢慢打开了。其实很多时候，社工与病友关系建立的第一步就是始于这些基本的入院信息，始于社工对她们的病症基础知识的了解，始于对她们细微动作的解读。

美姐边掉眼泪边告诉社工，自己曾被告知疑似患有乳腺癌，最终确诊并选择实施了乳房全切除手术。“这 10 天的经历好像做梦一样，孩子才刚上大学，新房子的首付贷款也才刚还清，家里有 3 位老人需要我们照顾，现在突如其来的噩耗，未来的路该如何走，真的不知道。谁能告诉我能活多久？别人都说癌症是一个无底洞，如果最后人去楼空怎么办？我要不要治疗啊？谁能够帮到我？”

其实，类似美姐的情绪担忧及表现并不特殊，每位癌症患者在面对疾病时都具有相似的阶段性心路历程。癌症患者在确诊期阶段主要表现为对手术及疾病确诊结果的担忧和恐惧，患者大多情绪比较低落，暂时难以接受或拒绝接受更多的疾病信息。总而言之，大部分确诊期患者的忧虑缘于对疾病信息的不了解，以致出现各种联想、猜想。为此，社工在日常会制作相关资讯宣传单张，并链接医护资源至社区进行健康宣教活动，以提升患者乃至居民对疾病的认识和对健康的关注意识。

（二）第二阶段：陪伴支持，引导面对

在与美姐此次长达90分钟的对话中，以及此后两天的接触中，社工初步评估美姐的需求主要有：增进对乳腺癌疾病的正确认识及对相关资讯的了解，对焦虑情绪进行辅导与舒缓，提供社会政策、资源救助信息。

为此，社工向美姐提供个案服务支持，在美姐首次住院的两周里，社工每天都去病房与美姐进行沟通交流，并在此期间主要为其提供以下服务。

第一，提供乳腺癌疾病资讯，如院内健康促进中心制作的乳腺癌相关的图书、视频等资源，供美姐了解学习，引导她正确认识疾病及其影响，协助她进行疾病适应。

第二，提供平台，促进美姐与乳腺癌同路人、旧病友的认识与交流，引导美姐建立面对疾病的信心。

第三，引导美姐释放负面情绪，建立与疾病抗争的信心。

第四，因美姐的家庭经济情况不符合现有政策的救助支持范围，故协助美姐及家人进行家庭资源的重整，以应对疾病带来的家庭经济危机。

在社工服务的介入下，美姐顺利度过了癌症的第一阶段，并和家人一起选择积极面对第二阶段的治疗期。此后的半年治疗期中，每隔21天，美姐便会回到医院进行化学治疗，这个时间也是社工对美姐进行进一步辅导的关键时间。因大部分患者在化疗、放疗期间都有明显的副作用，比如呕吐、胸闷、精神不佳、虚弱无力等，在治疗中期，患者的精神和心理集中在化疗、放疗的痛苦及对痛苦的处理上。为此，社工在此阶段仍以陪伴支持的个案服务为主，为服务对象提供各种资源方法支持，引导服务对象更好地度过化疗阶段。在美姐接受第一次化疗前，社工与美姐进行了深入的沟通辅导，美姐对治疗有了正确的认识及良好的心态，故在前5次的化疗中，美姐都能很好地适应与应对，治疗进程良好。尽管治疗过程让美姐的一头乌黑秀发掉尽，让她的身体变得更容易疲累，但她从来都是乐观面对。她知道如何戴好假发、帽子，让自己仍是美美的；懂得如何护理化疗

的 PICC 管[①]，让自己更好地完成化疗等。

（三）第三阶段：重建自信，活出精彩

大多数癌症患者在治疗后期及康复期阶段会在思想上慢慢减少对疾病痛苦的聚焦，开始向其他病友倾诉或了解其他病友治疗的做法，并开始乐意参与一些活动，以期获得同路人的支持。为此，社工会针对不同疾病阶段的患者开展不同类型的服务，服务内容有个案辅导、疾病健康讲座、同路人支持、病友聚会活动等，引导癌症患者积极、理性面对生理上的转变，重建自信与支持网络。在治疗后期的美姐也像很多康复期病友一样，加入了“医路同行”项目的乳腺癌病友互助团体——“粉红之家”[②]，开始参加社工部举办的各种病友聚会和主题活动，参与同路人志愿者服务。

2015 年 9 月南海区人民医院举办的《佛山市南海区医务社会工作服务标准》发布会上，有美姐作为志愿者的身影。在中秋节前的关怀探访活动中也有美姐的身影，她为留院病友送上月饼福袋和节日祝福，并分享了自身与疾病抗争的经历，向留院病友传递康复的信念和康复有成效后的快乐，用行动诠释着生命影响生命的内涵。在活动的分享环节，美姐说的一段话让社工印象十分深刻：“参加这样的活动很有意义，在与病友相聚的同时也能贡献自己的一分力量，我获得了满满的能力感！这是我患病几个月来最开心的一天，期望日后有机会参与更多的同路人服务。”

---

① PICC 管是一种经外周静脉插至上腔静脉的导管，利用 PICC 管可以将药物注在血流量大、流速快的中心静脉中，避免患者因长期输液或输注高渗性、有刺激性药物对血管造成损害，减轻因反复穿刺给患者带来的痛苦，常应用于需化疗的患者。

② “粉红之家”乳腺癌病友互助团体在“医路同行”项目的支持培育下成立于 2011 年 12 月，团体致力于为广大乳腺癌病友及家属提供互助平台，促进各方资源整合，共同协力实现乳腺癌病友身、心、社、灵全人康复。目前团队有 220 名成员，建立有骨干成员与团体管理制度，恒常有聚会交流活动。

五、案例评估

（一）服务对象的改变

通过上述服务，美姐有了明显的改变：

服务对象对乳腺癌疾病有了正确的认识，能正确看待疾病带来的影响，积极进行疾病适应。

尽管服务对象不符合各类医疗救助申请的条件，但其没有消极放弃，而是积极与家人进行家庭资源重整，以应对疾病带来的家庭经济危机。

在情绪方面，经过多次面谈辅导，服务对象的负面情绪得到释放，开始建立理性的认知情绪，积极进行治疗康复。

在提供“粉红之家”病友互助团体平台后，服务对象能与更多的乳腺癌同路人认识与交流，服务对象面对未来漫长康复路的信心大大增强。

结束治疗后的服务对象积极参与社工部开展的活动与志愿者服务，个人能力感不断提升，发挥着生命影响生命的作用。

（二）跟踪回访

在与服务对象结束个案关系后的 3 个月内，社工与美姐通过电话、网络等进行联系，了解到美姐目前主要在家休养，对于未来康复之路有了更多的信心；而且美姐也欣喜地告诉社工，在与公司沟通后，公司体谅她的身体情况，将其调岗至较为轻松的岗位且待遇不变，再过两个月她就可以正式回归工作岗位，回归正常生活轨道。

六、专业反思

（一）社会工作者的角色

医务社会工作者在医院的第二环境中开展服务，是医护人员重要的合作伙伴。作为一名医务社工，尽管不能从医学手段上减轻病人的疾病苦楚，但社工服务的介入能带来生命影响生命的效果。生与死、苦与笑，一念之间，癌症其实只是慢性病的一种，每一位患者在生病后仍然可以有能力、高质量地生活着。在医务社会工作服务中，社会工作者要注重发挥资源链接者、教育者、情感支持者、心理辅导者等角色功能，让服务对象更勇敢地走下去。

（二）医务社工服务与医院服务流程的契合

在医务社会工作的个案辅导工作中，个案工作开展最多的地方不是个案室，而是在病人的病房或病床前。多年癌症个案服务的实践显示，癌症病人若能在术前得到社工的介入服务支持，后期的疾病适应与应对能力会明显强于无社工介入的同类同期病友。在过去5年多的服务时间里，项目团队联合合作科室开展“社工+医护”恒常查房制度。定期查房机制的建立，既有助于及时发掘个案、转介对象，也为患者或其家属提供了有针对性的健康指导，提升了患者及家属的预防、康复意识，还能促进社工与医护人员的有效沟通，进一步实现跨界合作，更好地帮助病友恢复。

（三）服务资源的有效整合与运用

在开展服务的过程中，住院病人及其家属往往对疾病预防、康复、护理知识缺乏认识，而且很多时候问题就是缘于对疾病的不正确认识，因此项目团队联合医护人员专业力量，针对不同疾病的阶段特点制作了一系列通俗易懂的疾病介绍资讯单张和小册子，协助病友更好地认识疾病，提升疾病应对能力。

（四）病友互助团体的朋辈支持作用发挥

确诊期及治疗期间，病友较难接受患癌事实及在化疗、放疗副作用的影响下，心理压力大，非常需要家庭及社会的情感支持，同路人的出现恰好能满足这一需求。通过朋辈经验分享活动、季度聚会、生日会、病房关怀探视、家居探访等，有助于促成病友间的经验分享、交流支持，促进病患良性恢复。

（五）服务对象个人的增能

社会工作者在服务中一方面要注意引导服务对象剖析自己，让服务对象有勇气面对逆境与挫折；另一方面要注意创设、提供平台，让服务对象发挥所长，提升服务对象的能力感，从而使服务对象增加对未来的信心。

陪你走过艰难时刻

——社区“双老”家庭危机介入个案服务案例

◎广州市北达博雅社会工作资源中心　陈安乔

摘　要：本文以笔者实际服务的一个个案为例，简要论述如何对个案进行需求分层分类，如何在优势视角理论的指导下开展社会工作服务，如何陪伴案主平稳过渡丧亲危机并为其增能赋权。

关键词：个案社会工作　“双老”家庭　优势视角

一、案例背景介绍

案主现年 74 岁，广州市人，与妻子同住，无子女。2019 年初因妻子突发瘫痪使家庭陷入照顾危机，案主通过社工前期探访时留下的办公电话联系到社工站。

案主由于腰椎做过 3 次大手术，导致身体一直较差。案主妻子 72 岁，患有高血压、糖尿病、眼底黄斑病变等多种疾病，每周需要到医院进行 3 次血液透析。由于无子女，日常看病就医以夫妻二人互相协助为主。案主夫妇居住的房屋是典型的旧改前的老房子，面积约 25 平方米，没有窗户，上下两层（二楼用来堆积杂物，无生活功能区）。

2019 年初，案主致电告知社工，其妻子突然下半身瘫痪，无法行走，目前已住院治疗，但面临约半个月就要转一次医院的困境。案主无法像之前一样用轮椅推妻子去医院透析，如何延续每周 3 次的血液透析也就成了大问题。案主希望社工能够帮忙寻找可以长期住院且有血液透析服务的医院。

二、预估分析

（一）需求分类分析

接到案主求助后，社工立即对案主夫妇的生理、心理及社会交往需求进行分类。

1. 生理需求

主要包括妻子住院日间及夜间陪护照顾与饮食需求、妻子医疗支出、妻子转院协助等（受医保政策限制，长期住院病人每10—14天必须转换医院）。

2. 心理需求

包括对案主及妻子的精神状态进行观察，缓解其焦虑情绪，为其提供情绪支援和哀伤辅导等。

3. 社会支持

包括协助妻子评残（可用于减免医疗费用），链接危机应对（如遇到突发事项时可提供协助）、家政服务、协助做饭等社区照顾服务等。

（二）需求紧急程度分析

1. 最紧急的需求：妻子日间照顾

案主夫妇无子女，核心家庭支持力量比较薄弱。案主也只能依靠亲友（主要是小姨子）协助照顾妻子。

但高强度的照顾及巨大的心理压力使案主的身体情况出现恶化。照顾妻子期间，案主出现了流口水、嘴角歪斜等症状，经医生诊断是由于高血压引起的脑中风，案主需要立即住院治疗。

2. 不紧急但重要的需求：情绪疏导

本次入院对案主妻子来说是一个很大的打击。在与社工的面谈中，她经常表达“不如早点死了好”的消极观念。而案主受妻子情绪影响及担心妻子身体无法康复，情绪也很低落。在社工到医院探望时，经常看到案主在妻子入睡时到走廊或花圃发呆。

3. 看似紧急但已经满足的需求：医疗费用保障

案主曾向社工表示妻子医药费很高，担心自己的储蓄不够用。但社工评估发现，在政策支持下案主个人支付的医疗费用其实在家庭可承受范围内。案主的担忧是出于其节俭的生活习惯及无法判断未来的治疗走向，为缓解案主对费用的焦虑，社工表示如有需要可以协助申请医疗救助。

三、服务目标及计划

（一）服务目标

协助案主与街道退休人员管理办公室、残联部门沟通相关事项，增强社区支持。

提供情绪疏导服务与心理支持，陪伴案主夫妇面对本次危机，减轻案主的心理压力。

（二）指导理论

本个案采用优势视角。优势视角立足于案主个人内外资源，通过与案主共同探索、发展个人能力，尊重及强调案主的参与与决定，以增强案主的个人效能，协助案主尽可能保持对生活的控制权与自主权。

（三）服务策略

围绕服务目标，本个案的服务策略分为三部分。

1. 建立服务关系，全面评估案主需求

社工通过协助案主解决妻子就医及透析困难的问题，与案主建立服务关系，全面了解案主生理、心理、社会支持三方面的需求。

2. 建立专业关系，明确重点服务需求

社工与案主共同面对案主妻子在治疗过程中发生的突发或紧急情况，并与案主一同明确社工服务的重点。

3. 根据案主妻子的病情变化，提供哀伤辅导或建立社区照顾支持网络

由于妻子的病情存在非常大的变数，随时都有生命危险，社工在这一

阶段设计了两种方案。一是妻子不幸离世，社工提供哀伤辅导或情绪疏导，推动案主生活的正常化；二是妻子恢复行动能力，回家休养，社工则链接社区照顾支持资源，减轻案主送妻子去医院透析的困难与压力。

四、服务计划实施过程

社工服务计划实施过程分为 4 个阶段：早期介入、中期介入、后期介入及结案后跟踪。

（一）服务早期介入

社工早期介入主要是协助案主寻求妻子长期住院的替代方法。

在妻子住院期间，医生说没有查出病因并建议案主带妻子回家休养。但由于妻子无法坐立，若回家休养则无法每周三次到医院进行血液透析。

社工陪伴案主前往咨询，协助案主梳理整理医生提供的资讯，避免案主遗漏关键信息。有医生提到用腹膜透析或是购置家用透析仪。但是由于经济所限，案主无法承担家用透析仪的费用；案主房屋较为老旧，卫生条件亦达不到做腹膜透析的标准。最后，案主还是只能选择接受长期住院与定期转院的方式，以保证妻子的正常血液透析。

（二）服务中期介入

虽然社工无法找出替代长期转院的办法，但案主感受到社工的真诚与用心，信任关系也逐步建立。在妻子住院期间，案主定期告知社工其妻子的病情和转院情况，遇到大出血等紧急情况也会在事后主动告诉社工。

除妻子的日间照顾，妻子残疾证没有办理下来也成为案主的一个心结，也直接导致案主对政府工作人员的不满。案主妻子在入院前进行过初次评残，申请的是视力三级，但残疾证接近半年没有办理下来。随着病情加重，案主希望为妻子申请重新评残，以增加医疗报销额度。案主曾与居委会沟通，居委会表示初次评残的残疾证还没有下来不能办理重新评残，这使案主感到气愤。故案主请社工协助与居委会、街道残联沟通。经过沟通，社工最终拿到妻子二次评残回执，也联系街道退管办的工作人员到医院探望案主。

虽然医生叮嘱案主近期不要外出，注意休息，但案主出院后主动联系社工，表示想亲自去位于天河区残疾人康复中心（评残回执上所写地点）了解妻子二次评残的办法。社工向案主建议由社工代替案主前往康复中心了解，但是案主仍坚持要一同前往，并表示自己会做好相应的准备措施（在家里休息了好几天、提前告知小姨子和社工去残疾人康复中心、随身携带药物），请社工放心并约定出发时间。

虽然社工担心案主在途中身体会出现状况，但从优势视角的角度来看这是案主在尝试把握对生活的自主权，因此在与医生评估过案主身体状况后最终答应了案主的请求。在途中，社工密切关注案主的情况。到达目的地后，案主获得工作人员的回应，并得到几个可行的办法。

在回程途中，案主突然表示不用担心他和妻子没有钱的问题。见社工面露惊讶，案主告诉社工，他的亲戚和旧同事等，均对他们提供了一些经济帮助。案主觉得很感激，虽然他表示了不需要，但是他们偷偷转账，连通知短信都没有设置。案主还分享了许多年轻时的事情，比如喜欢游泳、打球，身体非常健壮，近百斤的东西都可以徒手拎起，大家都叫他“十哥”，等等。这给社工传递出强烈的信号，即这代表案主开始从负面悲观情绪中，尝试往正面积极的方向看，也证明优势视角在本个案的实施中起到有效的指导作用。

（三）服务后期介入

经过长达半年的治疗，妻子最终还是不幸离世。案主致电社工告知此消息，感谢社工一直以来的关心。社工表示哀悼，案主开解社工（社工认为案主也是在开解自己）“每个人都是会死的”“夫妻一场感情好最重要，不然找个人来吵架吗”。最后案主亦邀请社工到他家再帮忙统计一下妻子住院期间的费用支出，评估能不能申请医疗救助。

到案主家的那天，案主一直强调亲友对他和妻子的关心和照顾：案主妻子出殡那天来的亲友人数都超过 50 人，有许多坐不上大巴的人仍坚持打车前往火葬场为案主妻子送行，这让案主非常感动。社工观察到案主的头发全部变白了，说起要为妻子守灵不能到医院做治疗时言语间带有哽咽，这都间接展示了案主内心的悲伤。但在展示与妻子 60 岁那年拍的婚纱照时，案主仍带有宽慰和自豪的情绪。社工称赞案主与妻子伉俪情深，而且待人友好，所以才如此受大家尊重。

（四）结案后跟踪

在协助案主统计完治疗费用及确认案主生活可以得到妥当照顾后，社工正式结案，并把案主转入重点关注对象群体中。

社工通过定期电访、邀请案主参与社工活动的方式与案主保持联系。令社工欣慰的是，虽然案主在妻子去世的前两个月情绪有些低落并带来身体不适，但后续已经开始回归正常状态，并开始主动到社工站聊他年轻时的事情，社工也由此了解到案主的生命历程有些曲折，但案主非常努力与争气，留下许多令他骄傲的历史。

五、成效评估及服务结果

（一）服务目标成效评估

本个案有两个目标。目标一是社工协助案主与街道退休人员管理办公室、残联部门沟通相关事项，减轻案主照顾压力。在实际操作中，社工积极与残联沟通，减少案主办理残疾证的烦琐手续；社工亦与退管办进行沟通，最终退管办除了为案主申请医疗费用报销，亦安排专人定时联系案主。故此目标达到。

目标二是社工为案主提供情绪疏导与心理支持服务，陪伴案主夫妇面对危机。在服务过程中，社工定时探访案主及妻子，倾听他们的倾诉；为案主及妻子提供一些改善住院体验的建议。在个案服务结束后，案主能顺利度过妻子去世的危机，采取办法使自己的生活回归正常。故社工评估此目标亦达到。

（二）服务结果

1. 案主顺利度过妻子去世的危机

妻子生病治疗事件使案主看到亲友对他的关心与尊重，个人效能感得到增强。案主能主动联系社工分享人生历程，主动适应妻子逝世后的生活。

2. 随着妻子去世，案主正式从“双老”长者转为孤寡长者

前期案主曾表达过对居委会及退管办工作人员的误解。经过社工沟通，居委会、退管办关注到案主的情况，案主对他们的看法亦有改变。在妻子离世4个月后，案主主动到退管办告知工作人员，他现在已经是孤寡人员，希望退管办可以留个联系方式，以便于他有事求助。

六、专业反思

在提供个案服务的过程中，社工也从服务对象身上学到了很多。案主夫妇除了有退休金外，其他的无论是住房还是生活环境都不是很好，二人均多病，核心家庭支持薄弱。但是案主很少抱怨，反而感谢亲戚、朋友甚至是邻居对他们的支持，感谢社工给予的关心。社工原本担心案主在妻子去世后会承受不住打击，但实际上是社工低估了服务对象自身应对困难的能力。

由于社工和案主接触时间比较长，目睹了案主妻子的身体不断变差及案主逐渐变得苍老和疲倦的过程。但就算是自己的生命存在风险，案主仍然坚持要自己替妻子咨询评残事项及为妻子守灵1个月再安排入院二次治疗。这不是因为固执或迂腐，而是案主坚强、坚韧的性格及与妻子多年来互相扶持的感情推动他这么做。

这在日后服务中，更提醒社工不仅要关注服务对象当下的困境与需求的同时，更要尝试去了解服务对象的时代背景与人生经历，以便更好地同理服务对象，积极挖掘服务对象自身的资源，促使社工与服务对象共同解决问题，最终实现助人自助。

优势视角下长者生命故事在医务社工服务中的应用
——以四川省成都市新都区第三人民医院红十字医务社工服务为例

◎四川省成都市翱翔社会工作服务中心　黄　慧

摘　要：随着年龄的增长，不少长者都患有各种疾病，如高血压、糖尿病、慢阻肺等老年常见病。为了帮助社区长期患病的长者重新梳理和回顾人生经历，从过去的经历中寻找新的人生意义，获得自我接纳的能力和生活满足感，肯定自己的生命价值，医务社工运用生命故事的手法开展长者生命故事的服务。文章从优势视角和缅怀治疗理论出发，以四川省成都市新都区第三人民医院红十字医务社工开展的长者生命故事为例，重点剖析生命故事手法在医务社工服务中的应用、模式、成效等，希望能萃取相关经验模式，推广到更多医院，服务更多有需要的长者。

关键词：长者　生命故事　医务社工　优势视角　医社联动

一、背景介绍

长者随着年龄的增长，身体机能开始退化，不少长者都患有各种疾病，如高血压、糖尿病、慢阻肺等老年常见病。在医务社工服务的医院里，老年病友是比例最多的群体。医务社工观察到，有些长者在医院治疗时是很孤独的，有些长者身边虽有照顾者但彼此的交流也不多。这个阶段的老年人，积极的长者是充满智慧的，而消极的长者会开始绝望和产生无意义感。

为了帮助社区长期患病的长者重新梳理和回顾人生经历，从过去的经历中寻找新的人生意义，获得自我接纳的能力和生活满足感，肯定自己的生命价值，从而更好地适应晚年生活，医务社工运用生命故事的手法开展了长者生命故事的服务。

长者生命故事是成都市新都区第三人民医院红十字医务社工项目的内容之一，是在新都区红十字会和区卫计局的指导下，由成都市锦江区翱翔社会工作服务中心和新都区第三人民医院合作，以“医务社工+医护人员+志愿者”的服务模式和“全人健康”的服务理念开展，通过医务社工的策划组织，与医护人员、志愿者合作，上门探访社区长者，为其提供家庭医疗服务、医务社工服务的服务。在具体操作中，由红十字会志愿者采访长者，倾听他们分享的人生故事，发掘长者身上的闪光点，并记录成册，形成《爱心相随·长者生命故事集》，希望能与更多人分享。

二、理论支持/服务方法

（一）优势视角

优势视角被广泛运用于社会工作的服务中，它强调服务对象自身优势及资源的发掘和运用，重视人类精神的内在智慧。服务对象无论身处何种境遇，是何状态，Ta 的内心都具备内在转变能力。

长者生命故事在医务社工服务中的运用，是社工以优势视角着眼于长者个人优势的挖掘，发现他们身上的闪光点，协助他们从过去不同的人生经历中找到正面故事，肯定他们的人生经历和人生智慧。

（二）缅怀治疗

“缅怀”是指长者重温过去的事件及经验，重新感受该事件所带给自己的喜怒哀乐，并与他人分享这些经验，以增加分享者和倾听者的认识，加强彼此的关系。

在缅怀治疗中，医务社工与志愿者协助长者通过对过去事物、感受及想法的回忆，重新理解及评价过去的经历，从正面的角度去面对过去的故事，从而肯定自己，并促进他们对现况的适应能力。

三、服务计划

（一）服务目标

总目标：运用生命故事的手法，帮助社区内长期患病的长者重新整理人生经历，从过去经历中寻找新的人生意义，获得自我接纳的能力和生活满足感，肯定自己的生命价值，从而更好地适应晚年生活。

具体目标：一是通过医社联动的服务，让长者感受到社会对他们的关爱和尊重；二是通过长者的倾诉分享，让他们有机会发现自己的优点，肯定自己，从而更好地接纳现在的生活；三是通过志愿者的探访，陪伴和倾听长者，让年轻人有机会多和长者交流，传承长辈们的人生智慧；四是通过医患互动及生命故事集的宣传推广，促进医患共融支持，增强社会对长者的正面认识。

（二）服务策略

在新都区第三人民医院的大力支持下，医务社工与内科密切合作，根据医院长者病友的情况，制定了如下的服务策略。

第一，项目开展前，由医务社工招募高校志愿者，并对其进行服务培训。

第二，项目前期，医务社工与内科医护人员合作，由内科提供长者名单，社工和志愿者对长者进行筛选和邀请。

第三，项目开展时，医务社工、医护人员、志愿者三方联动，一同探访长者。医护人员进行家庭医疗服务，社工和志愿者采访长者，撰写长者生命故事。

第四，项目后期，社工编辑印刷故事集，进行宣传推广，回访长者，把故事集赠送给长者。

四、服务计划实施过程

第一阶段，招募志愿者，进行培训。

2018年暑期，医务社工招募4名西南石油大学的社工专业志愿者，并对其进行长者生命故事服务培训。培训内容包括长者生命故事服务的概念、理论，与长者沟通的技巧，入户探访的注意事项，对老年常见疾病的认识，采访及撰写的技巧。事前的培训，让志愿者有了基础的理论和概念，清楚了为什么要做这项服务、要怎么做好服务，增强了他们参与服务的动力和信心。

第二阶段，与内科合作，筛选服务名单。

医务社工通过与医院领导沟通本次服务计划，得到了院方的支持，进而与内科合作，在内科提供的住院名单上筛选合适的服务对象。通过护士长的推荐，筛选的服务对象有一定的表达能力，身体状况适合接受采访。拿到服务名单后，医务社工指导志愿者对服务对象进行电话邀请，在得到服务对象同意后，进行下一步的入户探访。

第三阶段，医社联动，采访长者，撰写长者生命故事。

第一次探访，一方面采取“医务社工+医护人员+志愿者”的医社联动模式上门探访社区患病长者，由医护人员提供家庭医生随访服务，由医务社工和志愿者提供社工服务，关怀长者的生活情况，邀请长者参与长者生命故事活动。另一方面，医务社工和志愿者在进行病房探访的过程中，也会邀请部分长者参与活动。

第二次探访，通过第一次探访和对服务对象的认识，由志愿者两个人一队，继续入户或到病房采访长者，倾听他们的人生故事。采访完成后，及时记录、撰写长者的故事。过程中，社工对志愿者提供督导支持，帮助志愿者分析服务对象的情况，指导志愿者进行有效的沟通和采访、整理已收集到的故事素材，帮助志愿者修改长者故事。探访、采访的服务结束后，由社工和志愿者收集项目各个参与者的意见和感受。

第四阶段，印刷故事集，宣传推广，回访赠送长者。

采访任务全部结束后，社工汇总整理长者生命故事集，联系广告公司，设计排版文集，经过多次修改完善，最终完成《爱心相随·长者生命故事集》的印刷。

医务社工通过新都区红十字会、新都区第三人民医院、翱翔社工的官方微信号，进行线上的传播分享，同时通过赠送给相关合作方进行宣传推广。最后，医务社工把故事集送到接受过采访的服务对象手中，感谢他们的积极参与，及对人生经历和生活智慧的分享。

五、总结评估

（一）服务成效

在两个月的项目时间里，社工和志愿者集中采访了16位长者，撰写出版了《爱心相随·长者生命故事集》。医务社工与相关合作方宣传交流、对受访的服务对象进行回访，均得到良好的评价。无论是新都区红十字会、新都区第三人民医院，还是服务对象，都认为这项服务很有意义和价值，体现了社会对老年人的尊重，也让老年人感受到了自己的价值，受到了肯定和鼓励。

节选故事集中长者生命故事的智慧：

徐爷爷说："夫妻是共同体，遇到困难时，共同解决，一同承担，快乐也一起分享。夫是顶梁柱，妻是贤内助，夫妻分担协调，一个家庭才会越变越好。"

张奶奶告诉我们："人，一定要有一件自己喜欢做的事情，然后坚持做下去，这样生活才有意思，我就从太极拳里找寻到了生活的乐趣。无论做什么事，都贵在坚持。"

李奶奶说："虽然还有一些人生中不能弥补的遗憾，但也要学着以平常心看待，不埋怨任何人，也不沉湎于过去。"

整个项目中，服务目标顺利达到，长者感受到了医院的人性化关怀，感受到了社会的关爱，看到自己的故事可以印刷出来，内心充满了喜悦；大学生志愿者在服务过程中，也看到了长者身上的优良品质、人生智慧，学习到了与长者沟通的技巧，同时也会反思自己和家中长者的相处之道；参与服务的医生和护士从病房走到服务对象家中，不仅为他们提供医疗服务，也体现出博爱的人文关怀，从身体到心理，全面关注着长者的健康，有助于更好地提升医院的服务形象。

（二）服务反馈

1. 服务对象的反馈

李婆婆：你们太有心了，帮助弄成了一本书。（服务对象拿到书以后，兴奋地翻阅，认真地看了采访她的文章，看到有两个不会的字，还请社工帮忙标上了拼音。）

杨爷爷：这个想法很好，能把老年人的故事写出来，让年轻人多了解。

2. 医护人员的反馈

宣兵（原成都军区总医院驻新都区第三人民医院业务副院长）：

今日有幸拜读了他们所收集的《爱心相随·长者生命故事集》。阅完之后百感交集，每个人均是那么的不平凡，从他们的生活中既能体味人生的艰难、辛酸，也能体会面对生活所持的节俭、乐观、坚强的人生观。他们很平凡，源于市井、皆是百姓；他们很特殊，命运让他们身患疾病，给他们打击和挫折；他们很幸运，在白衣天使和医务社工的照料和陪伴下，把对命运的恐惧转化为对生命的敬畏。

谢娟（新都区第三人民医院内科护士）：

我热爱自己的工作，不仅在于能够用自身所学的专业知识解除病人的痛苦，更多的是让我懂得人文关怀对自我和他人心灵的救赎。社工和志愿者们对于长者的关怀，更让我体会到了“老吾老以及人之老”的深刻内涵。

3. 志愿者的服务反馈

贾周（西南石油大学，社会工作专业，2015 级学生）：

有一个机会去倾听长者的人生故事，给予他们陪伴，分享他们的人生智慧，这是一个宝贵的学习机会。再平凡的人生，也有耀眼的闪光点值得我们挖掘、学习、分享。

潘红育（西南石油大学，社会工作专业，2015 级学生）：

在生活中，很多年轻人都沉迷于自己的小世界，认为和长者们存在着代沟。因此，不愿意去和老年人一起聊天。但是，他们却忽视了长者们在他们漫长的人生岁月中所积累下来的经验智慧，而这些经验智慧在年轻人和老年人之间是共通的，在日常生活中可以为我们解决问题提供不同的视角与看法，从而使我们在解决问题的时候事半功倍。

六、专业反思

（一）医务社工要有专业理论支持

医务社工运用优势视角的理论，创新地引入长者生命故事的服务，相信每一位长者病友都有自身的优势、人生智慧，试图把长者生命中的闪光点放大，整合长者人生的经历、意义和价值。在这个服务过程中，需要社工和参与的志愿者都了解什么是优势视角，如何在服务过程中用这样的视角去看待每一位服务对象。比如，在第一次探访结束后，有的志愿者会迷茫，不知道第二次去能采访些什么，不知道如何深入地与长者沟通。此时，社工及时提供督导支持，帮助志愿者梳理服务对象的特点、优势，有哪些技巧是可以运用的。

（二）多方联动，跨专业合作开展服务

在服务中，医务社工联动了医院的医护人员、高校的社工专业志愿者，共同开展长者生命故事服务。不同的团队，发挥各自优势。前期，社工通过与医护人员的合作，与服务对象建立了良好的关系，从“身体-心理-社会”层面为服务对象提供服务。

（三）医务社工的多元化角色运用

本次服务中，医务社工是一个多元化的角色：志愿者带领者、沟通者、协调者、倡导者、服务者。这对于第一次尝试开展长者生命故事服务的医务社工而言，是有挑战的。社工需要掌握沟通的技巧、为长者服务的知识，需要为志愿者提供相应的培训，需要有统筹协调各方合作的能力，需要有文字撰写、修改等多种能力。在这个过程中，社工会遇到各种困难，比如长者拒绝采访，采访时志愿者找不到沟通话题，后期如何推广宣传等，这些是对医务社工多元化角色运用的考验，不同的角色有不同的挑战，需要医务社工勇于面对，积极解决。

七、督导点评

现代医学已经逐步从“治疗”的层面走向了“预防”和“康复”的层面。长者生命故事项目体现了医务社工人文元素与家庭医生的无缝对接，是非常值得推广和发展的品牌项目。对医务社工而言，新都区第三人民医院是一个非常有潜力和价值开展服务的医院：慢性病康复服务和社区健康推广是医疗行业发展的趋势之一，亦是体现人文关怀与社会健康的重要阵地。本案例的成果更是证明了医务社工与医护人员的跨专业合作是卓有成效的。期待未来可以看到，在“医务社工+医护人员+志愿者”三方联动之下，有更多元和丰富的优质社工服务项目送到社区群众家中。

医疗救助社会工作

医务社工服务中医疗救助的实践与功能研究

◎上海儿童医学中心　张佳妮

摘　要：医疗救助作为医疗保障体系中的最后一张保障网，在儿童重大疾病治疗中具有重要的作用。然而，现有的医疗救助呈现出区域不平衡和以资源输入型为主的趋势，并不能满足不同求助者的多维需求。为此，本研究基于实践服务的经验，从系统评估、协同立案、全程介入和结案跟进四个方面系统地分析了专业医疗救助的操作方法和救助模式。同时，基于实证研究数据发现，现有的专业医疗救助助推了“生物-心理-社会”医学模式的完善和发展，并发挥了社会心理支持、院内社区营造、社会资源整合及积极“慈善观”引导的作用。但是，为了进一步健全儿童福利体系和医疗救助模式，对于医务社工在实施医疗救助中的多重伦理抉择和角色定位仍需要进一步的探讨。

关键词：医疗救助　重大疾病　儿童　医务社会工作

一、医务社会工作中的专业医疗救助

（一）贫困患儿群体描述

儿童重大疾病的治疗产生的医疗费用等问题往往使患儿的家庭承受着沉重的经济压力与负担，部分患儿的家庭本身就存在家庭收入低等问题，患儿的疾病事件很可能会促使该家庭“因病致贫”“因病返贫”，家庭则成为需要救助的贫困群体，在此特殊时期对其进行资源和能力建设具有关键的支持性作用。

而部分疾病不仅消耗了家庭资源，往往最后还会引发非常消极的结果，如家长所言“人财两空”。因此，家庭中患儿的疾病事件同时会引发家长及其他照顾者的精神压力。在主诉经济需求的同时，家长也表现出了情感与精神诉求，以及因经济诉求引发的多重社会心理诉求。

由此可见，贫困患儿及其家庭是一个集合了贫困与社会心理负担的高风险群体，需要我们给予全方位的救助与支持。

（二）医疗救助的含义

医疗救助制度被界定为政府对患病后无力支付医疗费用的城乡困难居民按一定标准给予救助的一项医疗保障制度，其本质是通过转移支付实现不同人群和地区之间卫生资源的公平分配，保障贫困人口的卫生服务使用公平。医疗救助是整个医疗保障体系的最后一张保障网。然而政府的医疗救助行为尚存在一定的争议，例如对于儿童资源缺乏的群体在救助上没有明显的优势，不能应对该群体的需求，使得医疗救助功能弱化，并且资源在分布上存在区域不平衡性，影响了救助的公平原则。

在救助的形式上主要是以资源输入为主，并不能关注到求助群体的多维度需求。“助人自助”这一旨在提升受助者解决困难的能力使其更好地应对困境的概念，在当前的医疗救助制度中未有很好的体现。因此，我们急需构建出综合了托底的经济支持以及受助者的社会心理需求满足和能力建设的专业医疗救助模式，以促进受助者得到更具能动性的帮助。

（三）医疗救助参与医务社会工作的体系建设

医疗救助建立起了医疗服务与个人福利之间的关系，如上所提及的医疗救助的理念与医务社会工作的价值观具有相通性。在医务社会工作的背景下，专业医疗救助基于社会工作价值观，并运用社会工作的工作方法与技巧，成为医务社会工作的重要工作内容。

二、专业医疗救助的模式

在医务社会工作的背景下，专业医疗救助服务参照医务社会工作的价值观，首先要有清晰的界定。参照社会工作介入过程，专业医疗救助包含了评估、立案、介入以及结案的工作阶段。专业医疗救助呈现出过程性特点，而非仅是我们传统意义上所理解的经济救助的行为。

（一）系统评估

评估在医疗救助中是很关键的环节，在传统的医疗救助行动中，评估主要聚焦在案主及其家庭的经济指标以及疾病治疗支出的信息。专业医疗救助评估是非经济导向单一化的评估，呈现出网络化、系统化的特点，需全面关注案主的多方面需求以及自身能力，评估过程主要采用的是社会工作者和医务工作者并行评估的方式。

1. 社工评估内容

社会工作者的评估，参照了医务社会工作的专业评估技巧。当病人就医时，因经济困难向社工求助或是被转介时，社工会根据患儿、家庭、社会等不同维度，通过访谈的形式评估其需求与资源。

（1）需求评估

需求评估包括了解基础信息、求助者的经济需求，以及个人、家庭、社会层面的多维度需求。基础信息：社工需要了解病患的基础信息（姓名、省份、地址等）、家庭成员信息、既往病史和就医经过等。经济需求：社工需要了解治疗的费用、已有支出、未来支出等信息。个人、家庭、社会层面的多维需求：社工需要评估治疗过程中求助者情绪与行为的反应，了解求助者是否有适应、焦虑情绪以及哀伤等问题，是否需要协助进行社会关系建立、支持系统构建等。

（2）资源评估

除了关注求助者的需求问题，社工会重点评估求助者的资源状况，主要是从求助者的资源与能力的层面去评估。

求助者的资源：家庭的资产，包括工作薪资所得、动产及不动产数据、存款或负债比等。其他社会支持系统的援助资源：例如亲戚借钱、政府补助等。求助者的能力：家庭应对能力（家庭功能、危机应变能力、问题解决模式与能力等）、求助行为能力（是否有过求助行为、是否可独立完成申请程序等）。

2. 医务人员评估

医务人员的评估程序主要是经验性预估、观察以及医务评估。

经验性预估，首先会对求助者进行经验性预估。医务工作者会根据观察求助者日常在病区的生活状态，例如家属的衣裤陈旧不堪、家属以馒头代餐、家属无力支付房租便留宿医院走廊等基础信息，发掘需求进而转介给社工。

医务评估，一旦进入社工评估程序，会邀请医疗团队进行专业评估，对最终疾病诊断、治疗方案、治疗前后关键性变化、疾病愈后状况等信息加以评估，随后主治医生及科室主任对评估签字后，将患儿医疗评估信息反馈给社工。该评估对于后续治疗费用、治愈率有重要参考作用。

3. 其他人员评估

其他评估主要在对求助者的发掘上，对社工以及医务人员评估起到补充作用。评估可由院内其他工作人员执行，例如科室的保安、保洁人员等，将发掘到的有需求的患儿及家庭在第一时间告知社工，为社工评估提供参考。院外其他渠道发掘的受助者都将进入医疗救助体系当中，对于需求的强烈程度会有评级参考，在特定情况下会对求助者进行优先救助，以保证救治的顺利进行，保障求助者的生命安全。

（二）协同立案

立案主要是经过专业评估，启动医疗救助。需要注意的是，该阶段需要院方与基金会的协同合作。

1. 社工立案

经过科室讨论，结合实际治疗情况以及科室的资源配置，同意给予患儿医疗救助，科室向医院社工部提交申请表格，并获得相关部门的同意。此时，求助者（一般是患儿的监护人）会转变为案主的身份，医生、院方以及社工会对案主的需求与问题进行明确界定，并制定相应的介入办法。

2. 基金会匹配

社工在对案主进行系统评估后，先针对个案状况，对医院医疗各类专项救助基金进行匹配，查看案主是否符合基金会项目的申请条件，并且给案主申请合适的资助项目。基金会内部商讨决定是否给予案主资助，若拒绝资助，医务社工部则积极协助案主开发和整合可运用资源，给予案主一些社会慈善团体的救助路径，供案主参考。

（三） 全程介入

全程介入指从立案开始至结案期间的系统化介入，包括实施经济援助、全程支持以及案主的能力建设。

1. 实施经济援助

实施经济援助包括两部分：一方面是为案主链接生活保障资源，如使用爱心餐券可以到医院食堂用餐，医院招待所可以提供住宿等救助资源；另一方面则是根据基金会审批的资助额度，对案主进行救助。

2. 全程全面支持

介入是持续整个过程的，包括初期就医流程介绍、协助适应环境、加强家庭功能支持，随后在院期间，协助贫困患儿家庭保障基本生活、申请医疗救助。资助资格确定后，社工会与财务科联系，开具资助通知单，保证患儿顺畅使用基金，如期完成治疗，直至结案。案主可以与社工保持联系，并获得持续且全面的支持。

3. 能力建设

介入过程中很重要的环节是对案主进行能力建设，包括求助的能力、获取资源的能力、基本看报告的能力等。

（四） 结案跟进

结案包括案主的财务结算以及后续的跟进支持。

1. 财务结算

协助病患及其家庭办理出院等手续，与财务科对接患儿出院材料，向基金会汇报等。

2. 跟进支持

对于采用分期报销发票方式的患儿，要做好后续跟进工作。对特殊案主的信息进行管理，如果案主再入院，可以再次申请援助。本次未用完资助款项的患儿，社工也会根据捐赠者的意向进行相应的处理。

三、专业医疗救助的功能

（一）助力“生物-心理-社会”医学模式

“生物-心理-社会”医学模式的提出颠覆了传统的生物医学模式。相应地，医学整体论强调健康整体和医学整合。医疗救助服务一方面能够发挥经济功能，促使医疗服务能够顺利实施，保证患儿不会因为医疗费用的问题不能得到及时治疗；另一方面，得到医疗救助的患儿治疗与康复效果会更加积极。

这从以下某基金会2017年救助者的基本信息统计中可以看出。表1显示，在救助的患儿中，男孩与女孩分别有66人和54人，占比55.0%和45.0%。而救助的患儿有以下比较明显的特点：大多数患儿来自农村（101人，占比84.2%）、中部省份（61人，占比50.8%），父母的学历是初中/中专（60人，占比50.0%），以及父母的职业为打工或者自由职业（63人，占比52.5%）。

表2显示，救助的患儿平均年龄42.56个月（SD=3.49），最小为3个月，最大为165个月。受助家庭的年收入平均为31373.95元（SD=1329.97），当地平均收入为19060.00元（SD=1322.32）。救助患儿手术费用平均为102057.59元（SD=6206.20），自费费用平均为63756.12元（SD=5502.15）。救助费用平均为35081.55元（SD=39.73），最少救助18000.00元，而最多救助40000.00元。

通过线性回归方法分析发现，在患儿的性别、年龄、户籍、民族、地区，父母的社会经济水平，手术费用以及自费费用等各项变量中，能够预测救助金额的变量是手术的费用（B=0.287，P=0.001，见表3）、患儿的户籍（B=0.266，P=0.003，见表4）和自费费用（B=0.186，P=0.042，见表5）。也就是说，手术费用越高，孩子是农村户籍，以及自费数目越高，孩子能够获得的基金会救助越多。这体现了医疗救助对贫困以及疾病两个因素的更多考量，能够解释医疗救助的经济功能。

表 1　关于某基金 2017 年救助者的基本信息描述 1（N=120）

	分类	人数	频率（%）
性别	男孩	66	55.0
	女孩	54	45.0
户籍	农村	101	84.2
	城镇	19	15.8
地区	东部	31	25.8
	中部	61	50.8
患儿父母受教育水平	西部	28	23.3
	小学	31	25.8
	初中/中专	60	50.0
	高中	14	11.7
	大专	13	10.8
	本科及以上	2	1.7
患儿父母职业	基础产业（务农等）	45	37.5
	打工或自由职业	63	52.5
	其他职业	12	10.0

表 2　关于某基金 2017 年救助者的基本信息描述 2（N=120）

	最小值	最大值	均值	标准差 SD
年龄（月）	3.00	165.00	42.56	3.49
家庭年均收入（元）	6000.00	78000.00	31373.95	1329.97
当地平均收入（元）	1500.00	84000.00	19060.00	1322.32
手术费用（元）	31895.70	425993.21	102057.59	6206.20
自费费用（元）	0.00	375993.21	63756.12	5502.15
资助费用（元）	18000.00	40000.00	35081.55	39.73

表 3 手术费用对基金会救助金额的预测作用（N=120）

预测变量	B	β	SE	95% C. I.	p
（常数项）		32058.341***	1113.129	29854.043，34262.639	0.000
手术费用	0.287***	0.030***	0.009	0.012，0.048	0.001

Notes. 95% C. I.：95% confidence intervals；SE：Standard Error；
$*p < 0.05$；$**p < 0.01$；$***p < 0.001$
Adjusted $R^2 = 0.075$，$p = 0.001$；$F(1, 118) = 10.622$，$p = 0.001$.

表 4 户籍属性对基金会救助金额的预测作用（N=120）

预测变量	B	β	SE	95% C. I.	p
（常数项）		25727.746***	3185.329	19419.927，32035.565	0.000
户籍属性	0.266**	5078.991**	1696.582	1719.297，8438.684	0.003

Notes. 95% C. I.：95% confidence intervals；SE：Standard Error；
$*p < 0.05$；$**p < 0.01$；$***p < 0.001$
Adjusted $R^2 = 0.063$，$p = 0.003$；$F(1, 118) = 8.962$，$p = 0.003$.

表 5 自费费用对基金会救助金额的预测作用（N=120）

预测变量	B	β	SE	95% C. I.	p
（常数项）		33702.84***	920.875	31879.261，35526.427	0.000
自费费用	0.186*	0.022*	0.011	0.001，0.042	0.042

Notes. 95% C. I.：95% confidence intervals；SE：Standard Error；
$*p < 0.05$；$**p < 0.01$；$***p < 0.001$
Adjusted $R^2 = 0.026$，$p = 0.042$；$F(1, 118) = 4.228$，$p = 0.042$.

（二）社会心理支持功能

通过系统评估以及全程介入，医疗救助服务达到了情绪疏导、信心支持以及情感支持等功能，对于患儿及其家庭的精神健康都起到了一定的支持作用。

（三）院内社区营造

院内社区营造是指通过全员参与的医疗救助行为，在院内形成对贫困重症患儿关爱友好的氛围，激发更多医务人员投入促进儿童健康的慈善事业。首先，社工以经济需求为切入口，从全人视角全面评估了解案主的需求并进行全程干预；其次，医患和谐的氛围、医护人员独特的慈善文化与医护人员的仁爱之心紧密相连，有助于传承“医者仁心”的大爱，医生会针对有需求的病人进行积极主动的转介，主动寻求需要帮助的贫困重症儿童。

同时，通过营造病友之间的互助友爱，病友之间会进行资源链接，进行救助资源或行为分享。因此，在全院乃至社会范围内医疗救助的开展，能够促使全院与全社会形成对贫困患儿主动关注与积极救助的氛围。

（四）整合社会资源

专业医疗救助的社会功能首先体现在对社会资源的链接与整合中，专业医疗救助能够将社会力量吸纳进重症患儿的医疗救助体系，促进社会各方面协同参与，整合更丰富的救助资源，引导慈善资源公平合理分配，促进社会公正。

（五）引导积极的慈善观

专业医疗救助服务有助于引导建立积极的慈善观。慈善不再是施舍，付出的人也可以获得滋养。

慈善是权利也是义务，受助者会对社会的帮助产生感念，萌生帮助他人的观念，从而形成回报社会的效应。

四、总结与反思

（一）专业医疗救助的模式界定

专业的医疗救助不同于 NGO 与纯福利的救助，需要对于专业医疗救助有清晰的定位、模式的界定，包括对医疗救助的功能总结。

（二）多种伦理集合的专业医疗救助

医务社工的伦理考量。例如，专业救助要尊重病人及其隐私。

医务工作者的伦理考量。例如，科室审批时可能会出现科室内部的资源配置问题。

基金会的伦理考量。例如，巾帼基金会会注重对女童的资助，医务社工要尊重基金会的标准，为患重症的女童提供支持。

（三）专业医疗救助中社会工作的角色与反思

在医疗救助整个过程中，社工经常扮演需求评估者、资源链接者、情绪支持者、咨询辅导者以及权益倡导者等角色。相对应上述角色，社工肩负着增强个案心理能量、改善家庭成员关系、促进和谐的医患关系、开拓资源和输送资源等工作，需要有医务社工与医疗救助的双向反思。

（四）促进儿童福利体系的完善

专业医疗救助实现了以医疗救助参与儿童福利建设的路径。它突出强调“公平、正义、文明”，能够促进儿童福利体系的完善。它的行动者涉及政府、社会、医疗体系三方，三方间能够相互补充、相互促进。落脚点在儿童医疗救助以及关注贫困与重症群体的困境。通过经济救助、多维度需求满足、能力建设，以实现助人自助、协助求助者解决当前问题并长远发展的目标。

医务社工服务的资源链接与整合研究

——以广东省江门市中心医院为例

◎广东省江门市利民社会工作综合服务中心　汤美玲

摘　要：资源是社会工作中不可避免的话题，资源链接与整合的成效是关系社会工作服务质量的重要议题。而在医务社会工作中，借助服务对象支持系统的优势将需求满足扩展到最大，才能有利于患者的生存与康复，达到“助人自助”和“全人服务”的目的。如何充分挖掘并利用医院内外的资源，满足服务对象的需求是医务社会工作者面临的任务。

本文以江门市中心医院为例，研究该院医务社会工作的资源链接与整合，探索江门市中心医院资源链接与整合的模式，从而分析资源链接与整合的现状、资源链接与整合的成果、资源链接与整合中存在的困难，提出梳理服务对象的需求及医院现有的资源是第一步，第二步是建立“社工+志愿者+医护人员+社会组织”联动模式，第三步是重视政府资源，第四步是相对于简单的物质资源，服务对象自身资源的发掘更为重要。

关键词：医务社会工作　资源链接　资源整合　优势视角

医疗健康与卫生事业是新时代下中国社会发展的重要方面，不断提高医疗水平，提高国民身体素质与健康保障水平，与人民群众切身利益密切相关。2017 年 10 月，习近平总书记在党的十九大报告中明确指出“实施健康中国战略”，绘制“健康中国”建设蓝图，为我国医疗卫生事业发展指明了新方向与新道路。2018 年国家卫健委发布《进一步改善医疗服务行动计划（2018—2020 年）》，对我国本土医务社会工作与医务志愿者事业提出了切实可行的要求与发展方向，要求医疗机构应设立医务社工岗位，负责协助开展医患沟通，提供诊疗、生活、法务、援助等患者支持服务。病人由于疾病可能会出现原本的家庭系统失衡、部分社会支持网络缺失等问题，而完善的社会支持网络系统对于病人回归社会的程度、保证病人的生活质量、病人的预后以及康复等都具有重要意义。如何充分挖掘并利用医院内外的资源，以满足服务对象的需求是医务社会工作者面临的任务。

一、项目基本情况简介

江门市中心医院是广东省江门市首家以购买项目的形式引入医务社会工作，以“医务社会工作+志愿服务”的服务模式开始探索医疗服务新体系的综合医院。江门市中心医院医务社工以服务对象为中心，调动医院各部门、医护人员与院外资源合作，一同为病友提供更加多元化的服务。项目为加强与医护人员的沟通合作，推动“医社合作”协同为病患提供更优质的服务，通过深化科室医务社工服务，形成“一科室一品牌”，以点带面，逐年扩展，逐步将医务社工服务覆盖至全院。同时扩大医院与各高校、社工机构、社区资源的联结，进一步发掘资源并链接至院内，深化院内志愿服务，探索出富有医院特色、可持续发展的医务社工发展模式。项目围绕“六会一站”服务，即在神经内科、康复科、儿科、血液科等 6 个科室开展病友会服务，建立一个全院患者资源服务站，为患者及家属提供多元化的适切服务。

二、资源链接与整合在医务社会工作服务中的重要意义

资源可以划分为自然资源、人力资源、财力资源、文化资源，资源链接与整合是指协调处于分散状态的社区资源使之成为整体并加以利用，既包括对现有资源的合理利用和协调安排，也包括对潜在资源的开发和利用。关于社会工作的定义也提到社会工作是“运用个人潜能与社会资源，以协助个人调适环境的一种方法和技术，社会工作是一种活动，用以帮助个人与其社会环境获得更好的社会调适”。因此，资源链接是社工十分重要的工作，社工在开展医务社会工作服务的过程中，扮演着资源链接的角色，整合院内外等资源。

江门市中心医院是医疗技术领先的大型综合医疗机构，每年住院患者达 8 万人次。住院患者有来自偏远农村的，也有从外省来到江门打工的异地求医者。2009 年《关于深化医药卫生体制改革的意见》政策的出台，标

志着新一轮医改的开始，并明确提出覆盖城乡居民的基本医疗卫生制度。这一制度虽然包括了建立医疗保障体系，但仅仅是基本医疗保障，仍然无法彻底解决因病致贫、因病返贫的问题。各地的医疗制度不同，特别是一些异地人员无法报销高额的医疗费，对于经济困难的人，除了需要依靠医保报销之外，还需要通过其他渠道筹集医疗费用，而对于农村或者文化水平低、支持网络薄弱的患者，没有寻找社会资源的意识及途径。但通过医务社工+医护人员联合发掘服务对象，从个人、家庭、政府、社会等层面，结合群体优势，联合解决服务对象的困难，就能满足患者的需求，最大限度地为病患提供服务。

医务社会工作的特征就是要以病人为中心，链接各种资源。为了达到让病人康复的目的，资源是医务社会工作得以发挥作用的保障，缺少必要的资源，医务社会工作就无法顺利开展，也无法为病人解决实际问题。在开展服务的过程中，医务社工除了需要具备专业知识和服务技能之外，还需要具备相应的物资调动与使用的权利、协调资源的能力、争取医疗救助的能力等。因此，医务社会工作离不开人力资源（志愿者、公益合作伙伴）、物资资源（物资设备等）、资金资源（医疗救助）、关系资源（与各科室医护人员的密切配合）、信息资源（相关政策、知识）等。

三、资源链接与整合现状分析

社会工作的工作方法、服务对象、服务内容多元化，社工在不同的情景中扮演着不同的角色。为了更好帮助受助者，社工需要经常联系其他社工、各种福利机构、广大社会或者政府部门等，从而为受助者争取更多的资源，并将这些资源传递到受助者手上。社工在江门市中心医院开展服务的过程中，积极链接和整合许多外界资源用于项目的开展。

（一）医院外部资源链接

1. 政府资源

（1）积极链接政府创投资源，开发微型项目

政府是江门市各社工机构开展服务的主要资金来源，但在医务社会工

作服务购买中，政府占的比重不多，大多是医院自主出资购买社工服务项目。但社工为了能够让服务覆盖更多的服务对象，并促使服务更加多元化，在项目开展中，积极参加江门市民政局第三届“拥抱社区，幸福江门”社会组织开展社区公益服务资助活动，开发微项目——“爱伴童心——关爱住院患病儿童服务”并成功获得5万元资助资金，让服务覆盖整个儿内科，为患儿开展床边伴读、趣味绘本故事会、节日活动等，丰富住院患儿住院生活，舒缓患儿住院期间的不良情绪，营造欢乐与温馨的就医氛围。

（2）对接政府救助政策资源，做好医疗救助个案服务

江门市中心医院是江门地区就诊人数最多、紧跟国际先进技术发展前沿的一家综合医院，就诊的患者除了来自江门四市三区之外，还有不少是从外省、偏远农村来到江门打工的异地求医者，其中有不少是贫困家庭。医务社工协助这些求医者联系当地政府并把患者的病情现状进行如实告知，协助申请当地的民政局、慈善会或者红十字会的医疗救助和临时救助，以减轻患者的医疗费用压力。

2. 企业资源

企业社会责任是指企业在创造利润、对股东和员工承担法律责任的同时，还要承担对消费者、社区和环境的责任，企业的社会责任要求企业必须转变把利润作为唯一目标的传统理念，强调在生产过程中关注人的价值，强调对环境、消费者、社会的贡献。医务社工在了解服务对象需求的同时，发掘企业优势特长，积极进行资源配对，与企业共同协作为患者提供多元化服务。

（1）“义剪不断暖病房”服务

在中心医院有不少由于疾病或者刚手术完不能下床的患者，他们对剪发的需求较大，而外面的发廊多不愿意到医院提供服务，医务社工链接了江门市奇绩发型连锁机构，每月定期到中心医院为住院患者开展义剪服务。该服务从2016年5月持续至今，每次服务人数达80人次以上，深受患者、家属以及院方的欢迎。虽然是小小的义剪活动，但通过社会企业的加入，在共同把关怀带给医院患者的同时，也传递了爱心、传播了文明，加强了人与人之间的交往。

（2）病友会及科室品牌服务

“医路同行”病友会服务从各类病友的需求出发，让相同病种的患者“同病相联”，紧扣各类病种的特点，运用社工专业工作手法，建立“社工+医护+同路人志愿者”的全人关怀模式。病友会服务通过链接各级医疗资源及社会资源，建立了“生命起航”血液病友会、“心灵天使”烧伤病友会、“脑康会”神经内科病友会、“心悦坊”康复医学病友会、“活力童真”儿内科患儿病友会、“友伴同行”甲状乳腺外科病友会，开展如术后自我管理、康复护理、小组、康乐、节日庆祝等多种形式的活动，帮助病友调适心理和舒缓压力，做好疾病康复管理，令患者重拾生活信心。同时社工在服务中运用优势视角，发掘服务对象的能力，通过资源的链接和整合，如通过联系平安保险为患者讲解商业保险的相关知识，提高病友及家属的保障意识，诺婚礼摄影公司为科室活动提供场地布置，江门市健威家具装饰有限公司为病友会及科室活动提供节目表演等服务，搭建病友及病友家属互助平台，增强朋辈支持网络，让病友及家属更加勇敢地面对疾病。

（3）“希望之家”困境患者救助服务

“希望之家”困境患者救助服务主要为院内困境患者及家属提供短期的住宿资助、生活物资资助等救助服务。医务社工除了通过腾讯公益平台线上筹款、线下义卖为项目筹集公益资金之外，还链接了广东爱尚实业投资有限公司、广州一起牛科技有限公司提供资金支持，协助患者及家庭缓解因医疗问题引起的生活困境。

（4）患者资源服务站

院内患者资源服务站是患者寻求资源的“中转站”，站内设有桌椅、饮水机等设施，在为患者及家属提供舒心的减压、增能场所的同时，也为他们提供更多服务与资讯。此外，社工还积极链接社会资源，如友邦保险为服务站提供免费的雨伞便民服务，广东爱尚实业投资有限公司、广州一起牛科技有限公司为患者资源服务站提供免费的纸巾便民服务，佛山市衣点爱心旧衣回收公益服务中心为服务站“三无”人员、急诊患者提供日常住院衣服等物资。

3. 社会资源

（1）社会组织资源

为了寻求多元化的公益合作伙伴，社工机构、社会工作者与很多公益性的社会组织、社会团体保持密切联系，并根据需求，调动广泛的社会公益资源。在江门市中心医院开展服务的过程中，医务社工链接了江门市风采艺术团、甘化社区艺术团为病友会提供节目演出；江门市森叶燃气志愿者服务队、广东狮子会雅媛服务队为病友会提供知识讲座、活动物资等服务支持。

（2）高校资源

医务社工项目组与江门市多家学校有密切联系，能够调动高校社会工作、其他医药专业、学校社团的学生参与项目的开展。学生拥有知识、技术、信息等方面的资源优势，社工机构则在项目策划、组织、开展、培训等方面有专业优势，两者之间链接和整合，为项目开展提供了可能，在一定程度上改善了服务仅靠社工开展而人力不足的压力。

江门市中心医院链接了江门中医药学校、五邑大学、江门职业技术学院的专业学生走进医院提供门诊导诊、床边伴读服务；链接了江门市职业技术学院手工艺协会志愿者团队定期为儿内科患儿开展手工活动等志愿服务，为医院提供更多的人文关怀服务。

医务社工链接及整合的部分资源情况见下表（截至 2018 年底）。

序号	合作方	合作内容	资源类型（经费/物资/人力）
1	《江门日报》	项目宣传，并利用《江门日报》爱心桥进行媒体筹款	经费、物资
2	轻松筹	网络筹款，协助家庭困难的服务对象进行筹款，筹得的款项金额已超 100 万元	经费
3	江门市民政局	政府定向救助	经费
4	江门市残疾人联合会	政府定向救助	经费
5	江门市奇绩发型连锁机构	“义”起焕新服务，为中心医院病友提供义剪服务	人力

续表

序号	合作方	合作内容	资源类型（经费/物资/人力）
6	江门市老猫魔信团	演“义”精彩服务，在活动开展时，提供表演类服务	人力
7	江门市健威家具装饰有限公司	演“义”精彩服务，在活动开展时，提供表演类服务	人力
8	江门市风采艺术团	演“义”精彩服务，在活动开展时，提供表演类服务	人力
9	江门中医药学校/五邑大学/江门江职等高校	“义”门式服务，在江门市中心医院提供导诊服务	人力
10	平安保险	提供志愿者服务，在开展活动时提供物资捐赠及人力支持	物资、人力
11	诺婚礼	提供志愿者及会场布置服务	物资、人力
12	江门市老约翰绘本馆	提供志愿者服务，在儿内科“爱伴童心”服务活动中提供绘本讲读及教授手工制作绘本服务，同时提供活动所需物资	人力、物资
13	江门盒子视觉	提供宣传视频拍摄服务	人力
14	联合利华	提供社会资助、活动物资捐赠	物资
15	佛山市衣点爱心旧衣回收公益服务中心	提供社会资助、衣物捐赠	物资
16	江门市森叶燃气志愿者服务队	提供社会资助、活动物资捐赠	物资、人力
17	广东狮子会雅媛服务队	提供社会资助、活动物资捐赠、病友会对接服务	物资、经费
18	江门市北郊中心小学	提供社会资助、爱心书吧书籍捐赠	物资

（二）医院内部资源整合

1. 志愿者资源整合

中心医院在“社工+志愿者”联动服务开展后，逐步对原有的服务内容进行梳理、总结及创新，根据患者需求，结合院内职工的特长和院外社会志愿者的特长，建立院内职工志愿者及院外社会志愿者两支服务队伍。通过对医院内部资源的整合能形成一个有效的互补模式——医务人员可以为社会志愿者提供患者病情说明、门诊导诊指引、院感防护等支持，此外还参与日常志愿服务活动，协助活动的开展、提供义诊服务等，推动营造和谐的医患关系。

院内职工志愿者服务包括以下内容。

“救”要“义”起来服务。为社区、学校、企业单位等提供服务，上门进行急救知识及技巧的讲授。

“医”心“义”意服务。入户为贫困病患者提供健康指导，参加各类义诊服务，在有关机构开展户外活动时协助做好保健工作。

“义”路同行服务。指导社会志愿者进行院内服务内容及技巧学习，进行各类培训。

医路“义”知“导”。为门诊的病患者及家属提供就诊、实时登记、预约挂号、取药收费等指引服务。

其他服务。根据医院发展和社会需求适时增加相关的服务。

2. 服务空间提供

通过整合医院内部的志愿者和服务空间资源，以项目来牵动医院各党支部的党员志愿者参与项目活动，各支服务队伍根据自己的兴趣及时间积极参与各项服务，从而实现内部资源的联动发展。

四、资源链接与整合下的服务成效分析

（一）丰富了医院的物质资源，让服务对象能够享受到更多元化的服务

在物质资源的链接上，比较凸显的是医院的患者资源服务站的服务，

医务社工通过链接江门某学校，发动师生进行图书捐赠，共获捐图书360多本，让住院的小朋友能够通过阅读图书舒缓住院紧张的情绪，同时让他们在住院期间也能够学习到更多的知识，在一定程度上满足了患者的精神文化需求。友邦保险免费为资源服务站提供雨伞便民服务，广东爱尚实业投资有限公司、广州一起牛科技有限公司为患者资源服务站提供免费的纸巾便民服务，等等。正因为有了物质资源，服务对象在医院才可以享受到除了医疗之外更多的便民服务。

（二）多专业团队的合作，全方位关注服务对象的“身心社灵”多维度需求

首先，人力资源是医务社会工作服务发展的关键，多专业团队的参与和沟通，能够补充单靠医务社会工作者服务的模式。在开展一些科室服务中，医护人员在中间有较强的号召力和影响力，能够为社工动员患者及家属参加活动提供很大的帮助。其次，社工充分发挥了组织者的角色，调动志愿者在参与医院的导诊指引、布置活动场地、协助活动开展、病房探访等服务中提供了很大的人力支持，特别是社会志愿者的参与，调动了更多的社会力量关注病患群体。

（三）发掘病患自身潜在资源优势，提升病患的自我效能感

在整合社会、社区资源的基础上，带动病患及家属参与服务，参与解决自身的困难。病患作为服务享受者的同时也是服务的推动者，参与的过程提升了病患的自身能力。特别是在开展个案服务中，资源链接是建立在优势视角的基础上的，通过发现病患的优势，根据病患的特点解决病患的问题。例如，社工在医疗费用筹款中，帮助患者家庭分析他们自有的优势资源，发动家属、朋友帮忙转发轻松筹、腾讯公益等筹款链接。在“友伴同行”乳腺癌病友会服务中，医务社工发掘患者“过路人”的优势，组建同路人志愿者队，为同路人提供患者聚会，鼓励患者在放松身心的同时，结交新的朋友，发现新的生活目标，通过同路人的互相支持，减轻乳腺癌给患者带来的生理、心理和社会的冲击。特别是医务社工开展的同路人病房探访活动，同路人康复后有着比普通人更为丰富的经历和体会，更能深刻明白和理解患者的焦虑，他们和患者在一起分享治疗期间的经历和感

受，分享抗癌过程中遇到的困难和挫折，分享正能量和鼓励树立信心，这一服务收到了很好的效果，舒缓了新病人的迷茫和无助，志愿者的榜样作用对其他患者产生了无形的影响，也提升了“过路人”的自我效能感，促使其从受助者向互助者转变。

（四）多方资源的介入，实现医患社三方共赢

第一，患者及家属是最直接的受益群体。医务社工以服务对象为中心，秉承人性化的伦理价值观、专业化的工作技巧、规范化的服务流程，通过个案、小组、社区工作模式，发掘服务对象的潜能、协调医患沟通、链接和整合社会各界资源，协同医护人员、医院各部门与院外资源，从“身、心、社、灵”四个维度介入，为服务对象提供全人服务，让患者及家属得到医院及社会的全人关怀。

第二，让医院减少淡漠，提高医院的人文关怀。医院通过各界资源的加入，提高了暖实力。政府资金支持“爱伴童心”服务，改变患儿及大众对医院的刻板印象，志愿者的导诊服务让病人在迷茫的时候有了明确的指引，恒常节日活动、病友会服务拉近了医护人员和患者之间的身心距离，让病人在医院找到了家的感觉，促使病人不仅仅把自己当作病人，也逐渐承担起志愿者的角色，激发了新旧病友对生活的热爱，让医院多了温度，从而减少了医疗纠纷的发生，对于建立以人为本的医患信任体系，提高医院的社会效益、公益形象有着重要作用。

第三，加强社会参与，助力营造互助共融的社会氛围。医务社工通过整合社会的人力、物力、资金等资源，特别是志愿者的加入，为院内服务增加了新鲜血液，社工、医护人员、志愿者各自发挥优势开展服务，使服务项目的社会效应增强。高校志愿者进入医院提供导诊服务、床边伴读服务，老约翰绘本馆每月为患儿讲故事，森叶燃气走进烧伤科提高患者的消防意识，狮子会关注乳腺癌患者身心健康服务等，促进了公民的社会参与，有助于营造互助公益的社会氛围，加强社会对病患群体的关注。

五、医务社会工作服务资源整合中面临的挑战

（一）社会资源渠道不足

第一，从医疗救助的渠道来说，政府的救助大多是济贫而不济急，医务社工在协助患者申请当地政府的医疗救助时，发现申请条件比较严格，一般低保户是申请的准入条件，而且申请的手续比较烦琐，往往需要提交发票、疾病证明书等患者出院后才能有的材料。而病患有时等不及官方救济款的发放，只能一边等，一边寻求其他的筹款方法。申请流程的烦琐也让病患家属在照顾病患的同时还要分散精力操心筹款。

第二，个人筹款是患者筹集医疗费的第二个选择。社工协助患者从自己身边的支持系统出发，挖掘可以利用的资源，协助其通过媒体报道、轻松筹、腾讯公益等渠道解决医疗费用难题。但无论是报纸，还是网络的宣传都需要报道的“价值”“闪光点”，如果病情或者遭遇不够吸引眼球，筹款的效果根本达不到预期效果，这对于病患和家属来说，更添加了精神上的打击。

第三，医疗资源缺乏，而患者不见减少。现在很多的筹款报道民众已经司空见惯，社会上也出现了不同的声音，“这会不会是骗人的”“我帮了你，但谁又来可怜我”这些心态开始普遍存在民众中。

第四，每个公益慈善的救助基金都有各自的救助标准，只有符合条件才能申请，而且很多基金会对疾病的救助也是协助病人通过网络进行筹款，最终回归到救助只能靠患者自身的人际圈子。

（二）公众对医务社工的知晓度不高

在开展服务的过程中，有不少的患者、家属没听说过社工，也有人以为是志愿者，甚至认为是医院的医护人员，这往往需要社工以病房探访、开展活动等工作时进行社工宣传，直接导致了患者被动接受服务，而错过了在危急困难的时候直接求助社工介入的时机。

（三）服务效果达不到预期，社工对助人效果及专业性感到疑惑

无论是社工自身的能力还是资源的稀缺所造成的服务效果不佳，都会让社工感到挫败和困惑。面对医院很多经济困难的个案，以及病情导致的病患情绪问题，社工通过聊天、交流给予病患一定的心理支持，却往往感觉无力“拔除病根”，认为唯有经济上的支持才是最显著的帮助。2016—2017 年度通过社工的介入协同病患共同筹款，减轻了个别患者的家庭医药负担，但对于患者需要的医疗费来说也只是一部分，对于一些外省的患者、交际圈狭窄的患者，社工在帮助其解决医疗费用难题时更显得无力。

六、加强医务社会工作服务资源链接与整合的建议

（一）提高资源整合意识及能力

社会工作中的资源整合，是指社工或机构在专业理念的指导下，根据案主需求，对案主身边、社区周边的资源，通过有效的争取和合并，为案主增能所用。资源整合能力在社工实务中起着关键性作用。在工作过程中，社工往往在整合资源时会忽略或浪费某些资源，为更好更快达到预期目标，资源整合的能力必须提高。比如，在接案时，充分了解案主的兴趣、人格特征、自我防卫机制，以及案主身边的资源，如家庭环境、朋辈环境、社区环境，经过充分了解周围环境资源，给案主提供一些支持和平台，提供解决问题的重要资源。社工链接资源的时候不能忽视案主的能动性中蕴藏的巨大资源。

（二）建立资源整合和运用机制

资源包括文化资源、物质资源、人力资源、组织资源四个方面，要想实现资源持续有效的整合和运用，还需要建立完善的资源整合机制，并把已有的资源进行整理，编成资源服务手册，方便社工对资源的运用，让服务对象可以根据自身情况及时使用已有的资源解决自身问题。此外社工还需要维系好现有的资源。

（三）发挥“社工+志愿者+医护人员+患者”联动模式

“社工+志愿者”联动机制，即社工引领志愿者开展服务，志愿者协助社工提供服务的模式，有效地整合了社工和志愿者两种人力资源，实现了二者的互动合作、共同发展。但在医院开展服务不能只依靠社工和志愿者，更重要的是开发和调动医院内部和社会各界的资源。在资源链接与整合时，要注意以患者为主体，调动患者及家属的参与积极性，同时争取医院各部门对社工的协助，打造“社工+志愿者+医护人员+患者”的联动模式，从而推动服务项目的开展。

参考文献：

［1］魏雨嫣．社区工作的资源链接与整合研究——以W社区社会组织建设项目为例［D］．南京：南京师范大学，2017.

［2］王思斌．社会工作概论［M］．北京：高等教育出版社，2008.

［3］刘继同．医务社会工作导论［M］．北京：高等教育出版社，2008.

［4］朱澧晗．资源依赖视角下中国医务社会工作机构发展策略研究［D］．济南：山东大学，2014.

［5］李晨曦．民族志视域下医务社会工作的资源链接与整合——以深圳市P医院为例［D］．南京：南京大学，2013.

［6］钮骏，谢一．社会工作介入志愿服务资源整合的实践探索——以上海市儿童医院阳光爱心志愿者服务队为例［J］．中国社会工作，2017（18）．

［7］柴双．《进一步改善医疗服务行动计划（2018—2020年）》解析［J］．中国社会工作，2018（18）：4-6.

病人资源中心：全人健康视角下医务社工的发展战略

◎广东省工伤康复中心　李　会

摘　要：文章以广州某医院病人资源中心服务的发展历程为个案，在“全人健康”和“社区为本”理论视角下总结服务经验，探索“社区为本”的医务社会工作模式及其借鉴意义和推广性。文章认为病人资源中心可作为医务社会工作服务发展的战略起点，经过“资源信息的共享—互助组的孵化—品牌服务的推广”三个历程，充分发挥医务社会工作整合资源的专业优势，营造医院-社会双向深层的人文关爱机制，最终实现助人自助、促人互助和社会倡导的专业目标。

关键词：病人资源中心　全人健康　社区为本　医务社会工作

医务社会工作与“健康”这一概念紧紧相连，有学者将其升级为“健康社会工作”（刘继同，2017）[1]。“健康中国 2020”战略（2008—2020）是以“健康促小康”、以“小康保健康”为目标的重要战略。中共中央、国务院在新医改方案中明确提出了开展医务社会工作的主张，卫生部也将开展医务社会工作纳入改善医院医疗服务的考核指标（刘斌志，2008）[2]。在这一重要战略的影响下，医务社会工作成为所有社会工作实务领域中社会需要最强烈、发展速度最快、专业化程度最高、社会影响力最大的领域（刘继同，2017）[3]。医务社会工作服务已经成为现代健康照顾体系中不可或缺的重要组成部分，对促进患者全面康复、构建良好医患关系、重塑医院形象等发挥着重要作用，同时也为完善医疗卫生服务质量的管理提供制度化保障（刘继同，2006）[4]。

医务社会工作的迅猛发展催生出众多的本土服务模式。在 20 世纪 90

年代末期的医疗体制改革中，部分医院为提升医院管理服务引进香港的病人资源中心服务，由护士牵头开展了一系列医院的人文关怀服务。病人资源中心本着“关怀与分享”和“以病人为中心”的理念，通过整合物质、技术和精神等资源，鼓励病人发挥自助互助的精神（如开展院内外志愿者服务、同侪分享活动等），满足病患的多元需要，旨在加强病患及社会人士对各种疾病的认识与了解，提高病患及家属的生活质量（李玉梅，方因英，1998）[5]。本土病人资源中心服务的开展，不仅拓展了医院管理的人文关怀服务，也促进了单病种或慢性病管理中医疗人文关怀服务的发展，如癌症病人资源中心的建立（程慧姗，夏桂兰，2004）[6]。从服务宗旨、手法和内容来看，病人资源中心是医院医务社会工作发展的雏形，在试点的几家医院中起到了积极的作用。现今医务社会工作蓬勃发展，将社会工作的专业力量引进病人资源中心这一服务平台，打造特色的医务社会工作服务模式，显得可行并有意义。

本文以广州某医院病人资源中心服务的发展历程为个案，在“全人健康”理论视角下总结其服务经验，分析其模式的可借鉴性和推广性。该服务模式目前较容易被医院、病患及其家属快速认识并接纳，可成为医务社会工作服务初期发展的战略起点。

一、“全人健康”与“社区为本”的理论视角

本文依据“全人健康”与“社区为本”的理论视角对病人资源中心服务模式进行个案研究，研究总体框架如图 1 所示。

“全人”概念是人本主义思潮的产物，是指整体的人（生物-心理-社会-灵性），发展的人（生命/生活发展的各个阶段），与环境和谐共融的人，与他人友好互动的人。“健康”不单单是一个生物学问题，而是在政治、经济、文化、心理等诸多因素共同影响下的复杂社会问题（冯显威，2010）[7]。世界卫生组织（WHO）[8]亦于 2011 年提出，决定个体健康与否的主要因素包括：社会环境、经济环境、生理环境以及个体的人格行为等。以“全人”理念和 WHO 定义的“健康”为导向，现代医疗体系关注的“全人健康”：从内容上来讲，不仅包含病患的“生物-心理-社会-灵性”的健康，也包括病患所处生命、生活不同阶段的发展情况，患者利益

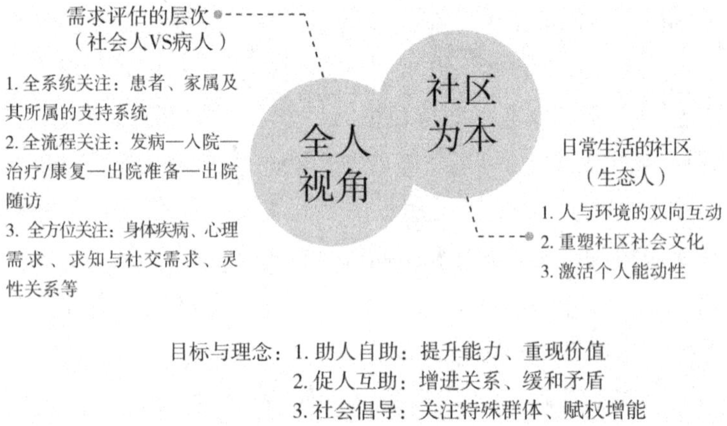

图1 “全人视角”与“社区为本”的理论视角

相关者的身心健康及关系互动情况，患者所处环境的资源整合情况等。从时间范畴上讲，注重全流程服务的有效连接，如确保患者在入院、住院及离院后获得延续与完整的健康照顾服务。“全人健康”理念对医务工作和医疗团队提出了更高的要求，这使跨专业的团队合作成为必然，更使得医务社工的价值日益凸显。

“社区为本”的社会工作借用“生态中人”的视角，强调人与环境的双向互动，尤其关注社区这个日常生活的世界。日常生活的社区处于微观个人/家庭与宏观环境的接触面，环境通过社区或日常生活形塑个人/家庭的思维模式和行为规范；同时，个人能动性反过来又深刻地影响社区氛围和自然社会环境。因此，“社区为本”的社会工作致力于系统化的双向转变：通过重塑社区社会文化氛围，一方面激活个人能动性，恢复个人、家庭、邻里等良好的互动和可持续发展，使个人困扰得到舒缓；另一方面，当越来越多的社区逐渐恢复可持续的生活方式时，不可持续的发展模式会得到根本改变（张和清，2011）[9]。传统主流的医务社会工作倾向于将个体的需要或困扰“问题化”，用精通的理论、技术和个案、小组、社区三大方法进行逐一矫正，形成一种“头痛医头、脚痛医脚”的割裂的专业实务倾向（张和清，2011），这不能从根本上改善因病致贫及医患矛盾加剧的趋势。只有坚持“社区为本”的社会工作理念，才能重新审视困扰患者的社会政治生态根源，以便系统整合资源回应因病致贫、医患矛盾等民生重大议题。

医务社会工作坚持“全人视角”和“社区为本”的服务理念，不仅全方位、多系统、全流程关注患者的需要，同时以重塑医院的“社区文化”氛围为宗旨，利用整合的社会工作方法建设医院及社会系统间自助互助的关系网络。这不仅要求社工秉持“助人自助”的理念开展个案工作，同时要通过小组工作、社区活动等专业方法营造医院社区的人文关怀氛围。医院社区人文关怀氛围的营造，需要“全人健康”理念的指导，如此才能驱散患者和家属心中所惧怕的那层冰冷，融化医患互动中的那层坚冰。所以，医务社会工作是在“全人健康”的理念下，通过以个案工作为基础、小组工作为纽带、社区工作为核心的整合服务方法，开展医院社区文化的重塑工作，促进权利关系的平衡，以此营造“人文关爱、友善互助、专业助人”的良好氛围，缓解医患矛盾，减少因病致贫的困境家庭数量。

二、病人资源中心服务简介

广东某医院的病人资源中心于2014年6月正式挂牌成立，在“全人健康”和“社区为本”理念的指导下历经4年的发展，服务内容得到不断完善，也开发了一些服务产品，扩大了病人资源中心在医院和周边社区的影响力，为营造医院-社会双向深层的人文关爱机制搭建了广泛的平台。

（一）服务理念

病人资源中心致力营造“医-患-社”携手双向共融的服务理念，即以病人为中心，帮助其认识并拓展与医院和社会良性互动的资源-关系网，提升其应对疾病和困难的能力和信心，提升其社会融入感和社会参与度。

（二）服务目标

以病人及家属的需求为中心，协调院内外资源，满足其多元需求。

拓展资源获取的渠道和使用能力，提升病人及家属的自主性与价值感。

营造医院的社区支持和参与氛围，搭建互助网络，共创和谐医患关系。

重整服务对象的资源网络，提升其应对困难和疾病的能力，推动其重返社会。

（三）服务对象

直接服务对象：病人及其家属（在院、出院及有意向入院或门诊的）。

间接服务对象：与病人相关的其他利益主体，如雇主、医疗康复团队、医院社区周边人群等。

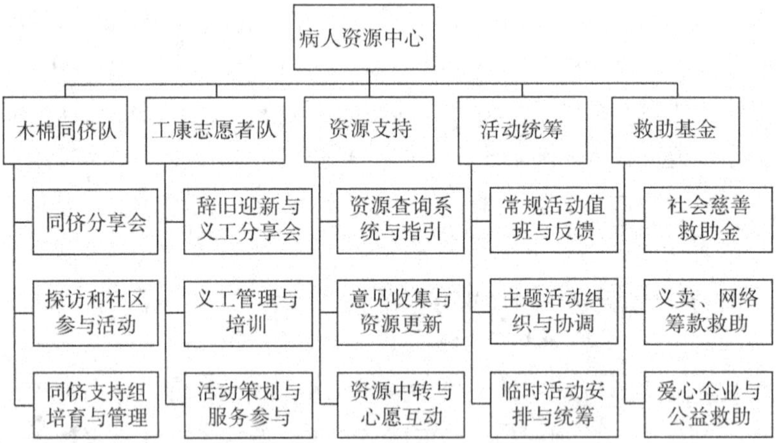

图2　病人资源中心功能图示

（四）服务内容

1. 资源支持与管理

病人资源中心是评估病人资源需求，确定资源整合方案，确切提供可靠且有效资源的服务部门。其旨在着力拓展病人获取资源的途径以及使用资源的能力。病人资源中心对常用资源的分类和整理显得尤为重要。

（1）社区资源手册与资源查询系统

根据资源分类情况，社工对资源进行汇总和整理，形成社区资源手册。同时邀请信息科合作，制作成可供病人和家属自主查询的社区资源系统。社区资源分类如下。

政策类：工伤、医保、失业等社保政策；救助政策、救助基金、残疾人政策、劳动法、社会保险法等政策和常见问题。

流程指引类：工伤处理流程；工伤康复/待遇申请流程；大病救助申

请流程；交通事故处理流程；劳动能力鉴定流程；司法鉴定流程；残疾证申请流程。

咨询/求助热线：114、12333、12345等收费热线；行政咨询热线，包括各社保医保局、劳动局、工会、救助基金会、媒体救助机构、法律援助机构等的联系方式。

本地信息：交通指引（地铁、公交）、住宿、饮食、娱乐信息卡。

合作机构名录：技能培训部门、残疾人就业创业机构、某些有可能合作的社会企业、常参访的机构等。

其他资源：暂时未能归类，或后期更新的资源等。

（2）医疗常识、康复指导与经验交流手册

根据健康教育调查数据，整理病人、家属所需要的医疗常识和康复指导手册。如收集各科室特色康复服务宣传单张，病人所需要的情绪识别与处理的方法、雇主/家人沟通要诀、压力管理技巧、疼痛管理办法、不同病种营养饮食，病人所撰写的康复经验、交流会的总结与心得等资料。这些资料经过统一格式整理后，放在病人资源中心图书阅览室，供病人、家属随时阅读。

（3）资讯更新、意见收集与资源信息网的完善

每季度对病人和家属所需资源、意见等进行再评估，并对实时更新的资源、政策、联系方式等进行更新，不断完善资源信息网。

（4）资源中转平台：信息、物品、心愿互助基地

在病人资源中心公告栏设置资源中转信息平台，供病人、家属、医务人员提供有用信息、最新资讯、心语心愿、闲置物资等信息；为有需要的或有能力提供帮助的人士提供信息中转。如有病人有轮椅闲置，其他病人有需求，便可通过这一平台得到及时的交流。医务工作人员可张贴最新资讯、活动预告等，鼓励病人参加有利于资源拓展的活动。值班志愿者随时关注信息动态，促进信息及时有效流通。

2. *活动统筹*

病人资源中心活动分为常规活动和主题活动。

（1）常规每日活动：每天晚6：00—9：00开放，由两名志愿者值班。

开放活动：图书阅览、电脑上网、棋牌、书法、绘画。

志愿者活动：每周一次，邀请1—2名志愿者进行教学指导。

网络兴趣小组：WPS、PS、电脑功能/工具栏等。

书法兴趣小组：笔画、练字等。

绘画兴趣小组：素描、油画等。

棋牌兴趣小组：各类棋牌玩法。

读书兴趣小组：志愿者组织书友进行分享。

创业兴趣小组：收集创业资讯和经验分享。

志愿者参与计划：长期招募特长志愿者，利用线上（QQ群、微信群）、线下（宣传栏、口头宣传、推荐）不同方式宣传活动。

（2）常规月度活动：视活动规模邀请相应数量的志愿者。

电影日：一周一次，每周五晚6：30—8：30。以创业、励志、情感题材为主，志愿者组织播放和观影分享。

健康教育活动：两周一次。在全院开展健康教育需求调查，根据调查结果，邀请相应专业人员进行健康教育讲座。讲座内容包括：不同病种康复指南、营养保健知识、心理保健知识、社区资源与政策、创业再就业指导、工伤预防等。

生日会：一月一次，提前收集寿星愿望，每月第二个星期四在全院举办“圆梦生日微愿望”公益活动，并邀请社会企业、周边社区爱心人士参与。

（3）季度主题活动

一季度一主题，据主题开展活动。活动围绕创业就业技能、情绪管理、家庭互动、社会适应、同侪支持、社会融合与社区参与等主题开展。

3. 救助基金

（1）义卖和网络筹款基金

首先，通过组织志愿者和病人开展义卖活动，如手工艺品义卖、气球义卖等，对贫困病友进行资金救助。其次，向轻松筹、国家或省市的基金会、媒体救助基金等发起资金申请。最后，在医院病友中推选形象大使，通过与媒体合作，参与公益活动，进行筹资。

（2）社会公益或企业资助基金

通过与企业或社会公益活动合作，进行专项筹款。如为残障儿童进校园开展的公益跑活动，大型康复器材公司对困难残障家庭的资助活动等。

（五）服务成效

病人资源中心成立至今，累计开展活动497场次，服务人数累计12820人次，链接救助资源合计约为562600元。活动内容主要涉及健康教育、政策分享、同路人分享会、读书会、生日会、每月一影等。主题活动累计参与达2500人次；图书阅览、资讯查询服务累计服务约2100人次；直接提供资源链接与转介1900人次；孵化病人志愿者764人，院外引进专才志愿者36人。

病人资源中心依据社区营造理念与服务规划，已孵化并培育出工康志愿者队、木棉同侪队两支队伍，并定期进行志愿者培训、例会与团建等志愿者培育工作；撰写《社区资源使用手册》和《儿童社区资源使用手册》各一本，并建立电子查询系统；统筹举办各类主题活动，如季度大型活动、月度主题活动、文娱康乐活动、同路人分享会、兴趣小组、健康知识讲座等。病人资源中心的院内社区营造已经初步打开局面，并于2018年倾力打造了特色品牌服务——住院儿童成长小课堂，将院内志愿服务推向社区，同时引进院外资源，充分搭建病人资源支持互助网络。

三、病人资源中心服务发展战略

（一）病人资源中心的建立——患者的赋权空间

病人资源中心的设立希望提升住院患者的主体性和参与感，而激发患者的参与意识和动力需要赋予患者权利。毕恒达在《空间就是权力》一书中强调“公共空间与权力有着密切的联系”。所以，营造一个有吸引力的社区公共空间或开展一件民众乐意参与的公共事务是引发自发参与性活动的前提。在医院这样一个专能型社区内，设立一个患者乐意参与的公共活动或是公共空间，显得非常有必要。如何通过空间设计凸显患者的主体意识和权利地位，使得其有被充分尊重的感受，这需要考虑到患者住院生活的共性需求，且还需要思考什么样的公共空间能够适宜满足这一需求。

1. 病人资源中心的首个活动与志愿者队的雏形

在实务开展过程中，社工发现病人晚上时间闲散，多是在病房看电视，互动交流很少。有一些病人提出播放电影的要求，“集体看电影比一个人看电视有意思”“很怀念小时候村里人搬板凳一起看电影的情景”。在此启发下，社工组织了一个电影兴趣小组。在小组组建过程中，引导组员思考如何可以让更多的病人享受集体看电影的乐趣。

为了让更多的病人可以观赏电影，组员考察了医院的各个场地，选择了两个位置，一个是户外的小广场，一个是室内的空旷大厅。针对最终地点的确定，社工组织成员进行讨论，成员从方便、可操作、成本控制、效果等方面考虑，最后选择了室内的空旷大厅。为了让这个观影厅更有氛围、画面与音响更有效果，在投影与音响的调控、减少墙面反光等方面，社团成员们各显神通，有的人专业调试电子设备，有的人对音响与环境气氛调适很感兴趣，有的人对选择电影很感兴趣，有的人擅长布置会场迎接观众，有的人愿意承担整个电影播放的主持与秩序维持工作。就在这样一个医院的公共空间内，因共同的观影兴趣与集体观影的愿望，也为了让更多病人观看电影，患者走到一起，纷纷为实现愿望与期待而贡献着自己的力量与热情，整个筹备过程困难不断出现，但解决困难的办法和人士总会随之而来。公共事务的营造促进了病人公共空间的出现，在这一空间和事件中，病人的主人翁地位得到凸显，社区意识逐渐凸显。

2. 志愿者组织的出现以及公众活动的参与推动了病人资源中心的建立

基于第一次放映产生良好效果，摄影社团成员在感受分享和活动总结中提出，可以每周放映一次或每月放映一次，将这个活动持续下去。经过成员的最终协商，确定每月放映一次，时间选择在每月第一周的周四晚6：30—9：00。社工对这一想法与决定给予肯定和支持，并再一次邀请大家思考放映活动如何有秩序、有质量地维持下去。成员们提议专门成立电影播放小组，每月放映前进行培训，并表示在出院前会介绍自己认识的病人加入播放小组中。在这样的讨论中，电影播放志愿者队应运而生，电影社团成员成为首批志愿者队的成员。

为了使志愿者队能够开展更多元的服务，成员们开始讨论未来志愿者队发展的方向，如广场舞志愿者、病友探访志愿者、技术志愿者等。在这一讨论过程中，病人们开始重视病友间互动交流的力量，传递正能量的意识得到提升。为了强化病人对志愿者队的参与感与归属感，社工组织病人为志愿者队命名，制定主题曲，设计招募、入队流程等。社工将志愿者队的发展情况上报给医院领导，并申请活动经费和场地，均得到了院方领导的支持。在这一过程中，志愿者队自身的成员、制度流程等逐渐形成，这一组织的形成对推动病人资源中心的成立起到了推动作用。

3. 病人资源中心的建设与规划

（1）所处位置

住院部一楼：靠近办理入院手续处，易引起患者及家属的注意，使其了解病人资源中心的服务内容。

门诊部一楼：安放宣传板和地图指引，让门诊患者或家属了解病人资源中心服务内容。

（2）布置格局

图书阅览室：提供图书、电脑设备、杂志报纸、政策文件、健康宣教材料等公共开放资源。

多功能活动室：安装有康乐文娱设施、多媒体设备，空间足够大、轮椅方便出入。

志愿者办公室：志愿者权利和归属感的象征，也是尊重其身份及话语权的体现。

会谈室：舒适安静、保密安全、大小适宜。

（3）墙体宣传

设置星级志愿者介绍栏、常用资讯政策宣传栏、活动预告与活动回顾展示宣传栏等。

（二）病人资源中心的运行——患者自组织的培育

病人资源中心的日常运行主要由两个社工孵化的组织进行管理和运营，采用“个案管理员+互助天使”与“社工+工康志愿者队”两套工作模式。

1. 木棉同侪队：互助天使

病友互助会分为常规活动和主题活动。

通过建立一个系统的病友互助会，让患者与患者之间形成一个良性的互动互助群体，营造融洽的病友互助氛围，病友间相互关心与解答疑惑。在促进病人康复的同时，发挥各自的优势，利用社区功能，让病人感受到社区的氛围。

每名个案管理员（以下简称个管员）负责一个病区的管理，由个管员从中选择1—3名适合的病人经宣教、培训之后成为互助天使，这些互助天使则形成一个病友互助会（含遴选更替制度、组织架构等）。互助天使定期组织院内的病友开展互助沙龙活动，不仅可以提供经验分享，还可以实现济困扶贫、“一帮一”长期互助等。

互助天使每天或隔天以病房探访、问候、聊天等形式在不影响治疗的前提下去了解各自负责病区的病友情况，登记每个病人的情绪或需求，在“解答能解答的，反馈不能解答的”原则下，以夜谈、茶话会、娱乐会等多元化形式解决或解答病友的问题。

2. 工康志愿者队：培育与管理

工康志愿者队是在院病人自发组成的一个志愿助人组织，旨在为医院病友提供一个自助、互助、传递爱心的平台。队伍以病友志愿者队为主体，后期加入实习学生与院外志愿者，壮大了志愿者队伍，能够提供更多功能的志愿者服务。志愿者的培育主要分为两个部分：一是院内病人和家属志愿者的培育，二是院外志愿者的招募和组织。在社工的培育下，志愿者队成立了志愿者办公室和志愿者管理组织架构，最终实现志愿者自主管理。

（1）院内志愿者的培育

根据病人资源中心常规活动和院内大型社区活动的需要，招募和培训院内志愿者。如活动室值班志愿者、常规活动组织志愿者、大型活动协助志愿者、健康教育宣传志愿者等。患者参与志愿者服务可获得志愿时长、康复体验券、医疗急救常识培训等相应的奖励。

成立寒暑期职工子女志愿者队，招募指引、病房探访、活动、兴趣教学等志愿者。服务时间稳定的长期志愿者可优先参与寒暑期职工亲子夏令营。

成立党员志愿服务先锋队。与党办、团委共同组织开展先锋志愿服务队活动。

（2）院外志愿者

专才志愿者：提供如义剪、插花、剪纸、书法等服务。

企业或公益团体志愿者：可提供节日惊喜进医院，完成生日微愿望援助计划。

学校志愿者：与附近大学、中学及小学合作，可提供健康宣教和自我保健进校园活动，学生们可通过制作手工、贺卡，组织节目表演等送惊喜进医院。

公益志愿者：开展公益跑、志愿行、爬山等公益活动，推动院内文娱活动。

（三）病人资源中心的拓展：品牌服务的推广

1. 每月生日会活动

志愿者们提出可以在每月一影活动前，对当月过生日的病友表示祝福，如唱生日歌、送生日贺卡、吃生日蛋糕等。针对这一想法，社工引导志愿者思考所需要的准备、物资和经费。首先，志愿者们每周三晚分批走访病房，登记当月过生日的病友姓名，并邀请其参加生日会。其次，针对具体活动流程与主持细节，志愿者们也进行了详细讨论与安排。最后，活动经费初期由医院给予支持，后期经过与医院周边爱心企业的合作，得到一家烘焙店的支持，烘焙店每月赠送蛋糕一个，并发放蛋糕券。每月生日会活动逐渐成为医院-社区联手共建医院人文关怀的平台。

2. 工康新歌声活动

全民 K 歌催生了工康新歌声活动。工康新歌声活动是由学生志愿者牵头设计，病人志愿者组织参与的一个唱歌交友活动。该活动鼓励每一名参与活动的对象在歌唱之前自我介绍并说出自己的故事，以正能量感染身边的病友，使唱歌活动变得更有意义和感染力。该活动越来越受住院患者的喜欢，后期因场地扩大，购买了户外 K 歌设备，设备的维护与保管交由病人志愿者负责。后期一病人志愿者向所在公司领导提议捐献一台其公司出品的 K 歌设备，该公司非常乐意捐献。此项活动也成为医院-社区共建人文关怀的平台。

3. 广场舞活动

随着医院内社区氛围越来越浓，长期病人的照顾者、护工或手外伤的病人开始有了跳广场舞的想法。志愿者们收集到此想法后，与社工和志愿者队成员商量如何帮助这些人实现愿望。社工组织志愿者队讨论广场舞的时间、地点、学习、组织领导、设备管理等问题，并招募院内专才于每周二、周四开展广场舞教学。其他时间的教学由志愿者队领舞负责。后期越来越多的护工阿姨和长期病人的家属成为广场舞的主力，设备维护及管理也交由他们负责。现医院广场舞队已经有了初步规模，队员自行学习新舞蹈，并在医院大型活动时常常上台表演，大大丰富了住院病人的娱乐休闲生活，对缓解病人、病人家属压力有很大的作用。

4. 住院儿童成长小课堂

为给长期住院康复的儿童提供学习成长的平台，提供与同辈群体互动的机会，减轻创伤后应激障碍的反应，社工组织一批院外志愿者开展“住院儿童成长小课堂”服务。根据多元智能教育的理念和儿童成长发展不同阶段的需要，住院儿童成长小课堂目前在每周的星期一、星期三、星期五开展手工、绘画、游戏、音乐等课程。同时小课堂的开设也可以帮助长期照顾的家长喘气减压，在每天短短的一个小时内，家属们可以分出时间做其他重要事情。小课堂每月安排一次儿童与家长的亲子互动活动，便于儿童和家长正向看待创伤事件，积极乐观面对治疗和未来的学习生活。同时，为了让儿童小课堂发挥更大的作用，病人资源中心定期举办“儿童小宇宙，爆发大能量”儿童患者手作成果展和义卖市集，将住院儿童成长小课堂上的儿童作品展出并义卖。2018 年 8 月 17 日，首届义卖活动共筹得善款 2600 余元，为小课堂的持续运营注入了力量。

住院儿童小课堂的设立和义卖活动得到了 9958 基金会的关注和支持，该基金会希望可以将此项目作为重点项目推广和宣传，为更多的住院患儿提供这样的公益课堂，帮助患儿乐观成长。

四、病人资源中心服务的意义

新时代医患关系的转型及病患主体性意识的增强、社会服务意识的提升等推动着我国卫生医疗体制改革的进一步深化，这对新型医患关系的建立和更注重病患参与主体性的诊疗医学提出了更高的要求。病人资源中心的服务理念与模式更加顺应时代的发展和人们的需要，成为本土医务社会工作实践发展重要的一环。尊重病患的主体性，激发他们的参与意识和互助意识，也是创建医院人文关怀文化的重要组成部分，是从病患角度出发营造良好互动的有效尝试。病人资源中心的实践，对参与其发展中的病人以及接受服务的病人来说都有很大的意义。

（一）病人角色得到淡化

病人资源中心的成立目标是为住院患者搭建资源-关系网络，通过自助互助帮扶，淡化病人的角色，减少担忧、无助的情绪。当病人参与到有目的、有计划的活动中时，他们会不自觉地转移对伤痛的注意力，也会不自觉地在活动中寻找自我的能力与价值。对自我能力与价值的探索本身就是淡化病人角色的重要表现，也是患者为解决自身困难不断链接资源的体现，这对住院患者形成客观正向的自我评价有至关重要的作用。

（二）让医院不再冷漠，拉近病友之间的关系

病人资源中心的活动丰富了住院康复病人的文化生活，让医院多了一份社区的感受与家的温暖，使冰冷的医院不再冷漠，而是成为边治疗边生活的场域。这些丰富的文化活动，也提升了住院康复病人对日常生活的热爱。电影、广场舞、摄影展等拉近了病人之间身心的距离，也使病人之间建立了一种友情，这种友情充满了彼此鼓励与安慰、相互祝福与温暖。

（三）社区感提升有助于病人重返社会

病人资源中心为住院患者营造出一种社区成员的社区感，即社区环境友好、人际互助的感觉。住院康复病人通过参与一系列活动，其与环境友好互动的能力得到提升，面对疾病和日后出院生活的信心得以增加，重返社会的勇气得以增强。

参考文献：

[1] 刘继同．从医务社会工作升级为健康社会工作［C］．长春：全国长期照顾服

务体系与专业社会工作战略角色研讨会，2017.08.

[2] 刘斌志. 医务社会工作的含义及其课程构建 [J]. 南方医学教育，2008 (1)：1-3.

[3] 刘继同. 中国医务社会工作十年发展成就、主要挑战与制度建设路径 [J]. 社会政策研究，2017 (6)：6-12.

[4] 刘继同. 转型期中国医务社会工作服务范围及优先介入领域研究 [J]. 北京科技大学学报，2006 (1)：6-12.

[5] 李玉梅，方因英. 香港医院的病人综合服务机构——病人资源中心 [J]. 中国医院管理，1998 (12)：67-68.

[6] 程慧姗，夏桂兰. 癌症病人资源中心的构建与实践 [J]. 护理学杂志，2004 (23)：63-64.

[7] 冯显威. 医学社会学的演变与健康社会学的现状和发展前景 [J]. 医学与社会，2017 (7)：7-10.

[8] WHO. Terminology Information System [OL], http://www.who.int/health-systems-performance/docs/glossary.htm.

[9] 张和清. 社会转型与社区为本的社会工作 [J]. 思想战线，2011 (4)：38-39.

服务模式

医学人文关怀与医务社工
——论“健康中国 2030”规划背景下中国医务社工的开展

◎昆明医科大学　高　黎

摘　要：全球卫生时代的来临、“健康中国 2030”国家战略规划提出的背景之下，医务社工面临着专业人才少、缺乏社会认同和政策支持的发展现状。“健康中国 2030”规划精神与医务社工的专业价值观在根本上是一致的，体现了宏观政策、中观组织和微观个人三个层次的医学人文关怀。因此，面对新时代的机遇和挑战，中国的医务社会工作应结合健康中国的战略目标，在未来的实务范围与优先领域中，体现普及健康生活、建设健康环境、发展健康产业、健全支撑与保障，贯彻健康优先发展战略，建设有中国特色的医务社会工作模式。

关键词：医学人文关怀　医务社会工作　“健康中国 2030”规划

中国的社会工作起步较西方晚，医务社会工作也是如此。医务社会工作起源于美国，1905 年美国马萨诸塞州总医院聘用首位社会工作者，标志着医务社会工作专业服务正式诞生。随后医务社会工作经历了一个快速发展的时期，从 WHO 提出新健康概念，到西方“福利国家”体制的推行，到现今全球卫生时代的来临，医务社会工作的服务对象已经由微观个人、中观社区和组织扩大到社会环境与制度安排，成为现代人生活方式的重要组成部分。

一、当前中国医务社会工作开展的时代背景

社会工作或者医务社会工作，不仅在中国，甚至在全世界范围仍然是一门新兴的社会科学。在当今科学和信息迅猛发展的时代，在 GDP 跃居世

界第二的中国，在全面建设小康社会、构建和谐社会的中国，社会工作尤其是医务社会工作的发展和建设，显得前所未有的重要。当前中国医务社会工作的开展应当在新时代的背景下进行。

（一）全球卫生时代来临

经济全球化推动全球卫生时代来临，由全球医务社工与全球公共卫生社工实务组成的“全球卫生社会工作实务”呼之欲出。与此同时，新冠肺炎、SARS、禽流感、甲型 H1N1 流感、埃博拉病毒防控、气候异常、环境保护等议题频繁出现在国际视野，从各个方面为全球社会政策与全球社会工作健康发展提出了要求。在全球化处境下，全球性传染病防控与全球公共卫生社会工作实务显得格外重要。目前，在经济全球化和世界各国相互依赖程度显著提高的背景下，传染性疾病、突发公共卫生事件、重大自然灾害和不健康生活方式的影响是超越国界的。这不仅是西方社会工作发展的新趋势，也是中国社会工作专业发展面临的战略和机遇。

（二）《“健康中国 2030”规划纲要》的提出

2016 年 8 月 26 日，中共中央政治局召开会议，审议通过了“健康中国 2030”规划纲要。2016 年 10 月 25 日，中共中央、国务院印发了《“健康中国 2030”规划纲要》，并发出通知，要求各地区各部门结合实际认真贯彻落实，标志着“健康中国”战略开始正式实施。《“健康中国 2030”规划纲要》是今后 15 年推进健康中国建设的行动纲领，这一纲领性文件的通过，说明在 13.8 亿中国人解决了温饱、实现了小康以后，国家开始在政策和制度层面上，越来越多地关注人民的身体健康。因为健康是促进人的全面发展的必然要求，是经济社会发展的基础条件；实现国民健康长寿，是民族昌盛和国家富强的重要标志，也是广大人民群众的共同追求。尤其是妇女儿童、老年人、残疾人、流动人口、低收入人群等重点人群的健康问题，不仅是国家关注的重点，也是需要社会工作者主动去实施帮助的重点群体。

二、中国医务社会工作研究现状

中国的社会工作起步较西方晚，医务社会工作也是如此，但随着社会的进步和医疗卫生事业的发展，社会工作和医务社会工作的发展已经被提到国家政策层面。然而我国的医务社会工作虽已起步，但现状不容乐观。

（一）医务社会工作的内涵

1. 社会工作

社会工作专业起源于19世纪末的美国和欧洲，经历了一个由实务到理论，再由理论到专业的学科发展过程，而中国的社会工作专业的学科化比西方稍晚，约在20世纪初，标志为1925年燕京大学建立“社会学与社会服务系”，系统地开设社会工作课程，并开展专业社会服务活动。

社会工作是一项复杂的社会活动，不同的国家和地区对社会工作的实践存在差异，若要给出一个具体概念，即社会工作是秉持助人的价值观，运用科学的方法，帮助有困难的人走出困境的专业活动，社会工作是以利他主义价值观为指导的专业助人活动。

2. 医务社会工作

医务社会工作是社会工作的分支学科或者说分支领域，目前学界还没有形成统一的明确定义，医务社会工作泛指医药卫生和健康照顾服务领域的社会工作专业服务，具有跨学科性、综合性、社会福利性的特征。跨学科性指医务社会工作者的专业知识常涉及社会工作、社会学、社会心理学以及医学；综合性指医务社会工作的实践干预涵盖了疾病的治疗、康复、预防等多个健康照顾领域；社会福利性指医务社会工作具有满足人类健康需要的服务性质。现在，医务社会工作越来越多被反映为医院之外、非医疗性和综合性的社会工作干预措施，越来越多能够说明健康与福利之间的密切关系和内在逻辑联系，福利成为医务社会工作的灵魂。

（二）中国医务社会工作的研究现状

自20世纪80年代以来，医务社会工作逐渐得到发展，一些学校开设医务社会工作课程，一些医院设立社会工作服务部。1988 年，北京大学开办了第一个非民政系统的社会工作专业。2006 年以来，专业性医院和医务社会工作迅猛发展。2012 年 11 月，卫生部召开全国医院社会工作工作会议，标志着中国本土和专业化医务社会工作时代的来临，中国医务社会工作的发展空间和潜力不可估量。

但从整体上来说，中国的医务社会工作尚处在初步发展的阶段，目前仍然存在以下几个方面的问题：首先，缺少专业的医务社会工作者，我国开设社会工作专业的高校较少，课程和学科体系尚不成熟。而且目前医务社会工作的从业人员大多数未接受过专业的教育和训练，而高校培育出的社工专业人员又没有系统地学习医学基础知识，在医疗领域很难开展工作。其次，缺乏广泛的社会认同，医院管理者对医务社会工作认识不足，社会成员对其了解甚少，在寻求医疗服务的过程中并不知道可以求助于社会工作者。最后，缺乏相关的政策和制度，医务社会工作者的职责权限和待遇没有统一的规定，不利于吸引高校毕业生就业，在一定程度上制约了医务社会工作的发展。

三、“健康中国 2030”规划对中国医务社会工作的启示

“健康中国 2030”规划的提出，表明中国社会对国民健康的关注已经上升到国家政策和制度层面。规划要求，到 2030 年，中国人均预期寿命达到 79 岁，经常参加体育锻炼的人数达到 5.3 亿人，个人卫生支出占卫生总费用的比例达到 25%，健康服务业总规模达到 16 万亿元……这些数字表现出来的不单单是国家和社会对公共卫生和健康的关注，同时也对中国医务社会工作提出了挑战。面对起步晚、发展慢的现状，中国医务社会工作如何结合“健康中国 2030”规划的要求，调整发展方向和发展目标，笔者提出以下几点思考。

（一）医务社会工作价值观必须体现人文关怀

“健康中国 2030”规划提出，健康是促进人的全面发展的必然要求，是经济社会发展的基础条件；实现国民健康长寿，是国家富强、民族振兴的重要标志，也是全国各族人民的共同愿望。健康中国的发展主题便是

“共建共享、全民健康”，其体现的就是国家从政策和制度层面对国民健康的人文关怀，所以中国医务社会工作无论在未来的发展路径上，还是在具体的实践干预中，必须体现医学人文关怀的精神。

医学人文关怀的内容主要包括以人为本、全心全意为人民服务、病人是个体及应充分尊重病人选择权、回应和满足病人需要、改善病人及其家庭生活质量、为病人提供个性化优质服务和展现医学专业精神等。总体来说，医学人文关怀可分为宏观制度化人文关怀、中观组织性人文关怀和微观个人化人文关怀三个层次。

实际上，社会工作“助人自助”的精神与医学专业“救死扶伤”的精髓在本质上是一致的，而医务社会工作是医护专业价值观与社会工作价值观的结合体，医疗和社会工作都是专业价值观和专业伦理主导的专业服务活动，专业价值观至关重要。医务社会工作在实践中遵循的基本方针和原则是将服务对象作为人来看待，并为服务对象提供更好的健康照顾服务，满足服务对象的健康需要。简而言之，医务社会工作的专业价值观除了“助人自助”之外，还包含着医学人文关怀。从根本上说，医务社会工作的价值观与医护专业价值观，与“健康中国”的核心价值观是一致的，都体现出人文关怀。

（二）对中国医务社会工作实务范围与优先领域的思考

结合《“健康中国 2030”规划纲要》中的具体战略目标，以及医务社会工作体现人文关怀的精神理念，笔者认为当前中国医务社会工作的实务范围和优先领域可以从以下几个方面进行思考。

1. 医务社会工作与普及健康生活

医务社会工作本身拥有促进公共卫生事业发展的属性，在“健康中国 2030”规划中强调的就是要向社会大众普及健康生活，提高全民身体素质，加强健康教育，塑造自主自律的健康行为。因此，医务社会工作者在实务中，首先要优化自身的健康服务，提高自身的社会服务与医务服务，并加强对老弱病残幼这几类重点人群的健康服务，努力提升服务的数量和质量；其次医务社工要通过政策倡导和宣传教育等方式，普及健康科学知识，推动发展健康文化，在移风易俗中促使社会大众培育良好的生活习惯。

2. 医务社会工作与建设健康环境

医务社会工作的发展离不开政策和社会环境的支持，这里所指的健康环境，包括了医务社工所处的制度环境和生态环境两个方面。在制度环境方面，要推进建立健全相关政策法规，完善中国的公共安全体系，促进和扶持医务社会工作在中国的发展，鼓励支持先进医务社工经验的宣传和推广。传统医务社会工作主要局限于微观取向的病人照顾和医院处境中的服务，宏观实务和政策倡导等方式为医务社会工作在宏观层次上的干预提供了机会。在生态环境方面，医务社工可以通过深入开展爱国卫生运动，推进城乡环境卫生综合整治，加强影响健康的环境问题治理，切实改善社区居民生活环境，提高社区生态健康质量等方式，为社会成员提供一个健康的生活环境。

3. 医务社会工作与发展健康产业

在现代社会中，健康、卫生、福利和公共服务等都已经进入社会消费服务的领域，健康照顾服务像其他有形商品一样，医务社工的服务对象是健康照顾服务的消费者，而医务社工是服务的提供者。“健康中国 2030”规划中指出要发展健康服务新业态，除了要加强各类医疗、保健药物和器材的研发之外，还要促进各类健康服务机构的规范发展。医务社工作为提供健康服务的一类专业群体，规范并壮大自身的发展责无旁贷。

4. 医务社会工作和健全支撑与保障

“健康中国”的构建需要一大批既具有专业医务知识，又具有人文关怀的人才队伍，“健康中国 2030”规划中明确要求，要健全“健康中国”构建的支撑与保障，加强健康人力资源建设，并加强国际交流与合作，实施中国全球卫生战略，全方位积极推进人口健康领域的国际合作，创新合作模式，加强人文交流，促进我国和“一带一路”沿线国家的卫生合作。而具体到医务社会工作者的培养上，需要各高校，尤其是医学类院校，认识到医务社工在提供医学人文关怀上的不可或缺性，积极开设并培养专业的医务社会工作人才，完善学科培养体系，增加医务实践教学，并且加强与医院、其他高校、国际医务社工组织的交流与合作，创建中国一流的医务社会工作人才队伍。

（三）积极探索中国特色的本土化医务社会工作模式

人文关怀和人道主义是现代文化的精髓和本质，社会工作专业是践行和发扬光大人文关怀、人道主义价值观念的专业服务，而医务社工是医学人文关怀的使者，其发展状况是衡量医学人文关怀与医学专业精神，衡量公民身心健康需要满足与总体社会福利状况，以及构建和谐社会与医患关系的最佳指标体系。医务社会工作在英美等西方国家已有较长的历史并相当普及，成为现代医疗卫生服务体系中的重要组成部分，但在我国这一工作还在起步阶段。随着国内改革开放、医疗体制的变革、人们健康观念的改变，开展医务社会工作的重要性、必然性和紧迫性已逐步凸显。努力构建我国特定文化背景和医疗条件下的医务社会工作理论，积极开展各个层面的医务社会工作实践探索，充分发挥医务社会工作的社会作用，对于体现医疗卫生服务的人文关怀，促进现代医疗卫生事业的健康发展，推进社会的和谐进步都有着十分现实与深远的重要意义。

简言之，在加快推进“健康中国”建设的大背景下，大力发展医务社会工作恰逢其时。为了全面实现小康社会、中华民族伟大复兴的“中国梦”、“健康中国2030”国家战略、全国人民健康福祉和世界和平发展目标，落实中共中央、国务院2009年发布的《关于深化医药卫生体制改革的意见》中关于“发展医务社会工作，构建和谐医患关系”的医药健康改革政策，发展福利性质和“去商品化”的医疗健康服务，尊重健康与福利一体化的发展规律，发展中国特色健康医务社会工作体系已成为国家发展战略和国家医改议程的最优先领域之一。

参考文献：

［1］刘继同．改革开放30年以来中国医务社会工作的历史回顾、现状与前瞻［J］．社会工作，2012，(3)：18.

［2］王思斌主编．社会工作概论（第三版）［M］．北京：高等教育出版社，2014.

［3］郭永松等．我国医务社会工作现状研究［J］．医学与社会，2009，22（2）：1-3.

［4］唐文．医务社会工作者：医学人文关怀的使者［J］．医学与哲学，2006，27（5）：41-43.

[5] 刘继同，严俊，孔灵芝．中国医学人文内涵结构与医务社会工作制度建设［J］．医学与社会，2010，23（7）：11-13.

[6] 马凤芝．大力发展医务社会工作 加快推进健康中国建设［J］．中国社会工作，2017，(9)：1.

[7] 袁敏等．改革开放以来中国医疗健康领域社会工作文献研究与展望［J］．中国医院，2016，20（8）：1-5.

[8] 刘继同．转型期中国医务社会工作服务范围与优先介入领域研究［J］．北京科技大学学报（社会科学版），2006，22（1）：6-12.

[9] 新华社．《"健康中国 2030"规划纲要》发布（附全文）［N/OL］．新华网，2016 - 10 - 25［2017 - 10 - 2］．http：//news. xinhuanet. com/health/2016 - 10/25/c_ 1119786029. htm.

云南省医院引入医务社工的实践与探索

◎昆明医科大学　万　真

摘　要：开展医务社会工作对提升医院人文关怀意义重大。云南省医院引入医务社会工作的模式主要有三类："社工+志愿者""聘用+合作"多方联动；医院与社工专业组织深度合作；基础志愿者服务。作为边疆民族地区，云南省在实践中存在理论、经验、制度、人才、认知、资源方面的困境。文章结合特殊背景与实践困境，提出适合云南省医院引入医务社会工作的"2+3+N"新模式，整合多方力量，循序渐进发展医务社会工作。

关键词：医院　医务社会工作　实践　探索

医学人文关怀是国家卫生保健服务的灵魂，而医务社会工作是当今卫生保健服务体系的重要组成部分[1]。医务社会工作为医学人文关怀应关怀什么和如何关怀提供了权威答案[2]。2009年中共中央、国务院发布的《关于深化医药卫生体制改革的意见》明确指出，要"开展医务社会工作，完善医疗纠纷处理机制，增进医患沟通"，首次从国家政策层面明确了医务社会工作的重要地位。伴随医学的全面发展，传统的生物医学模式已经被"生物-心理-社会"模式取代，医院不再仅仅"治病"，同时也承担"救人"之责。但由于客观条件的限制，医生更多关注的是疾病本身的生物因素，而对于影响患者治疗的心理、经济、文化、社会等因素关注较少。医务社会工作者的职责则是提供"非医学诊断和非临床治疗"的专业助人服务，解决患者的心理和社会问题，促进和谐医患关系。

一、云南省医院引入医务社会工作的背景和环境

云南地处西南边疆民族地区，相较于中东部地区，在医院引入医务社

会工作上存在特殊背景。第一，自然环境方面，云南属于高原山区省份，山区、半山区占全省面积的94%，多数人口远离核心医疗资源，在就医距离、获取医疗信息上存在困难。第二，经济发展方面，云南经济落后，贫困人口数量居全国第二，因病致贫、因病返贫人口则超过半数，对于患者而言最大的就医困难往往是经济压力。第三，文化教育方面，云南省人口平均受教育程度低，同时由于民族种类众多，存在民族文化、宗教、习俗等方面的差异，患者对就医方式、医保政策等信息掌握不足。第四，由于自然、经济、文化等因素的影响，云南的信息交流也存在一定的时空限制，直接影响新思想、新观念、新信息快捷、高效地输入、扩散[3]，绝大多数贫困患者连基本的求助途径和流程都无法掌握。

二、云南省医院引入医务社会工作的实践

医院引入医务社会工作的实践主要有两类：一类是志愿者承担医务社会工作，属于非专业服务；另一类是社工承担医务社会工作，属于专业服务。专业服务主要有以下三种形式。一是医院直接聘用医务社会工作者：包括在编和合同制。二是购买服务：包括政府购买、医院购买、基金会购买和合资购买等[4]。三是社工专业组织与医院合作。

目前，云南仅有少部分医院引入医务社会工作，其中以基础志愿服务为主导。医院引入医务社会工作在我国特别是云南属于初级阶段，并未形成统一的标准或模式，云南作为边疆民族地区医务社会工作发展相对缓慢且集中在省会昆明，以下三所医院为其中的典型代表。

（一）昆明某儿童医院——"社工+志愿者""聘用+合作"多方联动

昆明某儿童医院社工部于2014年5月成立，是西南地区第一家成立独立社工部的医院，旨在为患者及家属提供专业的社工服务帮助，分担医患压力，改善医患关系。社工部目前有在编社工3人，其中兼职社工1名，专职社工2名，设立了咨询室和小组工作室，主要负责监督各社工组织活动开展、贫困患者筹款、咨询服务、志愿者管理等。同时，社工部支持各科室与社工专业组织开展合作，2015年7月，北京新阳光慈善基金会与血液科合作开设了病房学校，并在血液科驻派了全职教师和医务社会工作

者。新阳光病房学校为白血病患儿提供日常课程、一对一陪伴等服务，帮助长期住院儿童保持学习能力和社会交往能力，有助于患儿病愈后顺利回归学校和社会；医务社会工作者主要为患者提供筹资、心理疏导、患者教育等专业服务。

"社工+志愿者""聘用+合作"多方联动的模式，让医务社会工作者深入医院开展人文关怀，为患者提供经济援助、入院适应、心理疏导、出院规划、健康教育、人文病例等服务，充分发挥社会工作恢复、发展、预防和干预的"助人"功能。

（二）云南某心血管病医院——深度合作，专业发展

云南某心血管病医院于 2017 年 9 月开始试运营，该医院成立之初便设立了社工部，目前社工部共有专职医务社工 4 人。该医院采取医院与社工专业组织进行深度合作的模式，合作之"深"体现如下。第一，社工部的建设由基金会和医院共同开展。基金会为医院社工部的系统架设、人员招聘等提供运营资金，目前社工部的 4 名医务社工编制均属于基金会，其工资由基金会所提供的运营资金支付，医院的医务社工接受医院和基金会的双重领导。第二，医院社工部目前主要开展云南省贫困先天性心脏病儿童救助服务，基金会所提供的救助和运营资金均只能用于专项支出，医务社工的工作集中在经济救助，还未开展入院适应、心理疏导等方面的服务。

深度合作、专业发展的模式有利于医务社会工作介入医院人文关怀的建设中，经济资助为主要服务内容在医院人文关怀建立初期将发挥核心作用，但伴随医务社会工作的不断深入，还需开展心理、文化等进一步的医务社会工作专业服务。

（三）昆明某国际医院——基础志愿者服务

昆明某国际医院在开展医务社会工作方面，主要依靠志愿者开展的非专业的、基础的志愿服务。该院的志愿者招募和管理由运营部负责，医院职工、家属及热爱公益事业的社会各界人士均可参加，志愿服务内容主要包括导医、健康宣传等基础服务，并未涉及心理疏导、经济援助等专业社会工作内容。

在云南，志愿者服务是当前大多数医院引入医务社会工作的主要模

式。在少数医院，提供志愿服务的主要是各个高校社会工作专业的学生，服务深度和广度相对较好。而在多数医院，志愿者的服务内容主要包括接待大厅咨询、路径引导、护送患者、宣传教育等，并不能称之为专业的医务社会工作。

三、云南医院引入医务社会工作的困境

（一）理论与经验困境

根据CNKI的检索结果，1997—2017年的20年来，研究医院引入医务社会工作的文献甚少，云南医务社会工作研究则为空白，理论研究严重匮乏。

理论匮乏的重要原因来自经验缺乏。医务社会工作在我国起步较晚，而云南医务社会工作尚处于萌芽阶段，对于中西部发达地区的一些先进经验难以借鉴，又未能探索出一套适合云南医院引入医务社会工作的本土化模式。

（二）制度与人才困境

伴随社会工作的复苏和发展，社会工作相关政策、制度逐渐出台、完善，但在医务社工方面，目前只看到上海在2012年颁布的《关于推进医务社会工作人才队伍建设的实施意见（试行）》，明确了医务社工的工作意义、目标、任务和措施。而在云南这样的经济欠发达地区，对于医务社会工作乃至社会工作都没有明确的指导文件。

国际上一般认为社会工作的实习时间应至少为800小时[5]，而我国大陆开设医务社会工作专业的相关院校中，医务社会工作学生在医疗部门实习的时间不到400小时，无法达到国际社会工作学界的标准[6]。同时，医务社会工作相较于一般社会工作有其特殊性，而我国开设社会工作专业的医科院校停留在个位数。专业人才少加之流失率高也成为云南医务社会工作发展的困境。

（三）认知与资源困境

无论是对医务工作者还是社会大众来说，医务社工都是一个新兴概念。在大众认知中，社会工作者常常会与志愿者、爱心人士等混淆，在医院中，也经常存在把医务社工当作护士、护工的情况。社会大众忽视医务社工的专业性，多数医疗服务机构自身也未能意识到医务社工存在的必要性，医务社工缺乏专业认同感和职业晋升途径。

医务社工的重要职能之一是链接、整合社会资源。就我国目前的实际情况而言，政府、医院、社工组织、慈善机构、志愿团队、爱心人士等都存在解困救难的愿望和行动，但缺乏整体整合，医务社工在处理案件时缺乏一个信息畅通的平台，往往只能依靠个人力量，这导致求助者在获取帮助时难度增大，也使得医务社工难以在深层次中实现自己的职业价值[7]。

四、云南医院引入医务社会工作的“2+3+N”新模式探索

目前，志愿者服务仍是云南医院引入医务社会工作的重要途径。结合云南医院的本土实践和我国中西部发达地区的经验，笔者试图探索一个适合云南边疆民族地区医院引入医务社会工作的“2+3+N”模式。

（一）“2+3+N”模式阐述

“2”是指社工和志愿者服务并行，既保持云南地区传统的志愿者服务参与医院服务，同时也要引入专业医务社会工作。

“3”是指直接聘用、服务购买、专业合作联动。第一，每个医院可根据实际情况直接聘用编制内医务社工，在编医务社工的设置有助于稳定社工队伍，数量可根据实际情况聘用 1 至 2 名，专业上可以社会工作与临床医学或公共卫生专业搭配，主要从事社工项目管理、志愿者团队管理、社工对外宣传、社工研究等。第二，医务社工服务购买包括医院购买服务、政府购买服务、基金会购买服务等。可根据医院实际情况配备 1 至数名通过服务购买的由专业社工组织委派的驻院社工。政府购买服务在云南起步较晚，目前集中在社区服务方面，医务社工领域暂未展开。在未来的实践

中，应该向发达地区如深圳靠拢，开展服务购买特别是政府购买服务。医务社工本身应该作为第三方开展服务，一切以患者为中心，但医院在编社工同时也需要维护医院利益，在开展专业服务时难免遇到职业道德伦理困境，而政府购买服务的第三方驻院社工，在工作开展中有利于保持更专业、理性的态度。第三方驻院社工主要从事社会工作直接服务，包括心理疏导、经济援助、住院适应等。第三，专业合作与政府购买的社工岗位在服务内容上趋于一致，但按照社工的发展情况来说，通常先有专业合作存在，再逐渐发展到购买服务。在后期二者可以并存，并各自在重点服务领域发挥作用。

“N”是指聚合各方社会力量开展医院人文关怀。多方力量包括社会爱心企业、慈善人士、治愈后的患者、患者家属、学校学生志愿团体等。将专业力量与社会其他力量联合，为开展医院人文关怀提供不同渠道的助力。

“2+3+N”是一个循序渐进的模式，强调医务社会工作从非专业到专业、从简入难的服务过程，也是医院人文关怀不断内化、丰富的过程。

（二）“2+3+N” 模式的优势

与其他模式相比，“2+3+N”模式有着以下优势。第一，“社工+志愿者”模式既延续了传统医院人文关怀模式，也注入了专业的社工服务。志愿者服务是社会工作的基础，社会工作是志愿者服务专业化、科学化的结果。医务社工可以带动医院志愿者服务发展，医院志愿者服务对医务社工也有助推功能，二者有着良好的互补[8]。第二，院内和院外社工并存既保证了人员的稳定性又兼顾了人才选拔的广泛性[9]。第三，医院、政府、社会组织共同分担医务社工的财政支出，既有利于减轻医院经济压力，也有利于通过医务社工实现部分政府功能，还能够发挥专业社工机构的功能，是一种可持续、共赢的方式。第四，聚合各方社会力量，有利于链接、整合社会资源。各方力量可以分别争取熟悉领域的资源，比如在编社工更容易开展对内的协调工作，驻院社工更擅长链接各类社会资源，有利于医务社会工作的完善与升级。

参考文献：

［1］刘继同，严俊，孔灵芝．中国医学人文内涵结构与医务社会工作制度建设［J］．医学与社会，2010，23（7）：11-13.

［2］赵美娟．医学人文关怀应关怀什么和怎样关怀?［J］．医学与哲学，2005（4）：126-128.

［3］马蕊，艾海提·艾木都，刘琴．民族地区医务社会工作本土化的探索与实践——以综合性医院为例［J］．继续医学教育，2013，27（12）：83-85.

［4］刘枭，贺彩霞．论医务社会工作来源模式：购买服务与聘用社工［J］．社会福利（理论版），2017（1）：35-37，47.

［5］王思斌．社会工作概论（第三版）［M］．北京：高等教育出版社，2014：401.

［6］唐文．医务社会工作者：医学人文关怀的使者［J］．医学与哲学，2006，27（5）：41-43.

［7］吴君，李国建．医院引入医务社会工作者存在的问题及对策分析［J］．中国医学伦理学，2016，29（4）：665-667.

［8］周业勤．医院人文关怀实务模式的联动发展研究［J］．卫生软科学，2016，30（2）：107-110.

［9］吕春华，倪娜娜，张莎，白江梁，杨非衡，彭晶晶，唐友平，刘宝花．医务社会工作者进驻医院的模式分析与探索［J］．现代医院管理，2016，14（3）：42-44.

从武汉到威海，无国界社工的医务社工探索之路

◎无国界社工有限公司（中国香港） 励 娜 周 甜

摘 要：医务社会工作在中国发展已有数年时间，所尝试的领域和模式不尽相同。本文仅以无国界社工在武汉、威海的民政系统医院内开展的医务社工服务为例，从社会支持（social support）和社会融合（social inclusion）的理论角度探讨从院舍走向社区、走向共融的医务社会工作实务经验，与医务社工领域同行共同学习。

关键词：医务社会工作 社会支持 社会融合 人文关怀 全人健康

2007年开始，无国界社工在湖北省荣军医院开展临终关怀孤老善养的医务社工项目，当时，不要说临终关怀，就是医务社工都很少有人提到。如今，医务社工在全国各地蓬勃发展，无国界社工在医务社工的领域也由湖北一地，发展到了四川、广东、山东、天津等地。在实践的摸索与政策的倡导下，医务社工的服务范围和理念也在发生着变化，如今国际社会在医务社会工作领域有了更宽泛的发展趋势——健康社会工作（health social work）。而此文接下来要阐述的是在这一趋势下，从社会支持（social support）与社会共融（social inclusion）的理论角度，探讨院舍当中的医务社工如何走向社区的外展服务模式；同时，医务社工如何创造医院不同科系、不同患者由孤立走向共融的条件；如何在营造院内的人文关怀环境下，为患者的社区康复与社会共融打下基础。

一、文献综述

（一）社会支持

社会支持从不同的理论体系背景去看可以有不同的解释。不同的理论框架下，采用的社会支持方法及评估工具也会有所差异。在后文提到的实践案例当中，社工们在使用社会支持时，多数是从社会建构论派系学者的观点中汲取的。社会建构主义提出了假设：人们对世界的感知并不能反映最终的事实，相反，人们建构的对世界的理论与概念反映着人们的社会背景（Dewey，1917/1997）。将这一假设放到社会支持理论当中，我们会发现，个人或者团体在关于什么构成了支持行为的讨论可能没有明确的共识。此外，独立的自我和社会性的世界（包括社会支持）有着千丝万缕的联系，也就是说，个体的经历很大程度上是外界如何看待他的一个镜像（Mead，1934）。

当代建构主义的里程碑是社会认知（Barone et al.，1997）。社会认知观点认为，社会支持可以提升人的自尊，同时可以直接给全人健康带来积极的影响。

社会关系对健康教育和健康行为有非常重要的影响。社会关系与健康之间的关联性并没有直接的理论支持。但是社会关系组成当中与健康关联相近的是社会融合（social integration）、社会网络（social network）和社会支持（Berkman et al.，2000）。社会支持是社会关系当中一个重要的功能（Glanz et al.，2002）。很多学者给社会支持以不同的定义。本文在讨论社会支持时，倾向于 Kahn & Antonucci（1981）提出的定义，即“爱（affect）”“肯定（affirmation）”和“帮助（aid）”，这三者之一或者这些元素在个人层面进行转移。爱指喜欢、赞赏、尊敬或者爱，是从情绪的层面去支持。肯定是对对方的言语、行为表示认同。帮助是指在物质、资讯、时间等方面予以直接的帮助、协助。这些元素的转移，可以是来自个体、家人、朋友、亲人、同事、朋辈，等等。医务社工在医院当中给予服务对象的支持无疑就在这些范围当中。

20 世纪 70 年代就已经有研究表明，身心的健康有赖于社会网络所产生的社会支持功能。社会支持可以促进健康，降低抑郁，提升生活的质量（Kaplan et al.，1977；Peek & Lin，1999）。

在一篇国家统计局统计科学研究所发表的论文当中提到，基于2014年中国老人社会追踪调查（CLASS）数据，老年人当中有孤独感的占到了24.78%，而且农村、女性、高龄、独居再加上失能的老人情况更加严峻。而来自家庭、朋友等的社会支持能够在极大程度上降低孤独感。

（二）社会融合

谈到社会融合就不得不说“社会排斥理论”（social exclusion）。最初，社会排斥的概念起源于20世纪70年代，由法国学者Lenoir从经济领域的互相排斥中提出（Lenoir，1974）。如今，社会排斥的概念被用到了更广泛的方面。社会排斥理论的讨论和研究的热度与当代社会经济快速增长而社会问题日益严重相辅相成。它也成为国家决策者们制定社会政策的基石。

而社会排斥的反面就是社会融合。

世界银行对于社会融合的定义是：促进个人和团体社会参与的过程；提升不同类别困难群体社会参与的能力、机会和尊严的过程（世界银行，2018）。

社会融合的概念更是广泛运用于残疾人康复的领域，包括精神障碍患者的康复。

研究表明，人们广泛接受精神疾病和护理更应该在社区内进行，而不应该在隔离的机构中。但若要实现这一点，患者需要在社区有配套的住房、就业等（经济学人智库，2016）。在衡量精神疾病患者的社会融入程度时，有很多指数的制定可以参考以下几个标准类别。环境：是否能有过上正常生活所需的环境；可及性：是否可以获得医疗和其他服务；机会：尤其指就业相关机会；治理：政策法规的层面是否有在为消除歧视而努力（经济学人智库，2016）。

下文案例分析当中的服务对象都是极易遭受社会排斥的对象，包括农村的五保老人，高龄失能半失能的老人，精神障碍患者，社会救助体系当中的流浪人员，尤其是有不同级别残疾的流浪人员。他们亟须从宏观和微观层面有社会融合导向的协助，医务社工在微观的层面为他们增能，通过社会支持等方式，让他们可以为下一步融入社区、社会做准备，也希望通过一点一滴的实践，推动宏观政策层面，向社会融合倾斜。

二、武汉：孤老善养——医务社工从院舍到社区的发展

（一）项目背景介绍

根据最新统计数据，我国60周岁及以上老年人口占总人口的17.3%；其中65周岁及以上占11.4%（《社会服务发展统计公报》，2017）。而且我们老龄化程度呈现的特点之一便是农村老人多（《中国养老金融发展报告》，2016）。在农村老龄化严重的时代背景下，受香港杨受成慈善基金会捐助，2007年4月，无国界社工湖北慈宁服务处（以下简称服务处）在湖北省荣军医院湖北慈善香港英皇关爱老人护养中心（以下简称护养中心）成立。服务处从社工专业出发，在武汉（含8+1城市圈）为当地孤寡（尤指五保）老人提供临终关怀和善养服务，从身、心、社、灵全人照顾原则出发，陪伴老人面对死亡和困境，协助他们有尊严、安详地离世。

2000年左右，湖北省五保对象20多万人。湖北省民政厅推出“福星工程”，针对五保对象开展集中供养，强化农村福利院建设。农村福利院集中供养着多数五保老人。10多年前，农村福利院大都在经费、人员上面有很大不足。医疗硬件设施及医护康复人员几乎都是缺失的。这对于老人在福利院安康、有尊严地老去有很严重的影响。尤其是五保老人本身就是老人当中需要雪中送炭的群体。

当时，护养中心的医护人员会定期到周边农村福利院接收一些五保老人到护养中心疗养。尤其是在评估老人身体状况后，接来一些近几周或半年内可能会临终的老人，给他们雪中送炭，希望老人们可以得到妥善的舒缓治疗，有尊严、平静地离开。针对这些老人，服务处的医务社工从老人入院开始接案到老人临终或出院结案，周期从两三周到数月不等。图1是在此院舍照顾模式下，入院后医务社工跟进的服务流程。

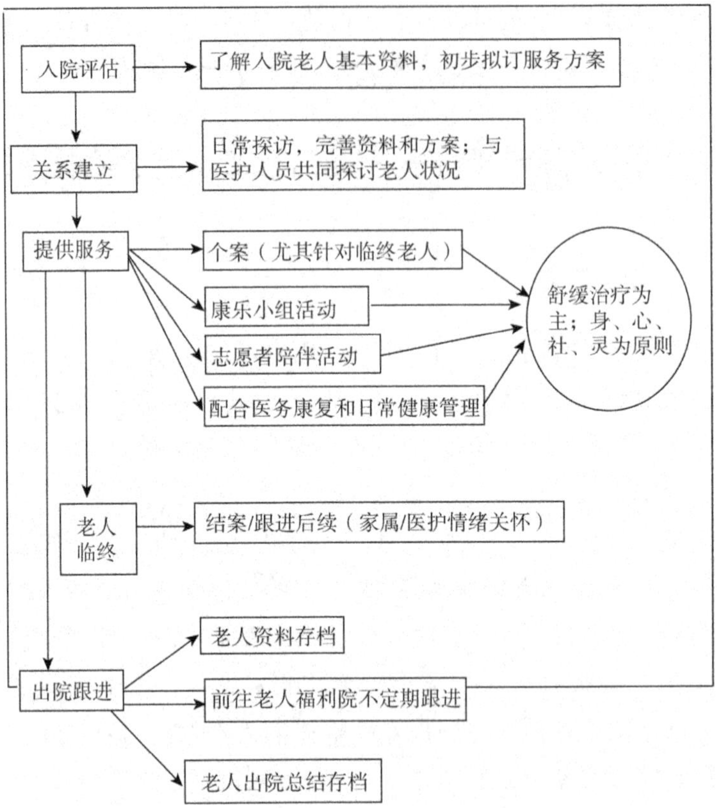

图 1　院舍照顾服务流程

在 10 多年前推行这样的临终关怀和孤老善养模式，医院、福利院、社工、志愿者多方联动提供服务，在湖北乃至全国都开了先河。对老人的社会支持从福利院增加了医院专业人员的协助，护养中心医疗硬件的匹配，以及社会人士的关注（志愿者的介入和服务）。更重要的是，社工一对一的个案管理服务，为老人的全人照顾提供了保障。老人在接受服务的过程中不仅感受到了物质上、医疗上的帮助，同时还有关爱与尊重。从 2007 年 4 月至 2013 年 3 月，服务处共接收个案 854 个，当中有 249 个个案在护养中心去世，605 个个案返回福利院，服务处回访跟进。护养中心的护士们也深受社工的影响，医院的人文关怀气氛浓厚。湖北省荣军医院成立了“晓燕工作室”，以袁晓燕护士为代表的护士们细致入微地照顾了众多五保老人，在照顾老人和医疗护理方面起到了巨大作用。此外，从护养中心回到福利院的老人们对社工的印象极为深刻，并为之后的外展服务打下了基础。

（二）走出去的外展服务模式，多方位社会支持

服务计划开展到三四年后，社工发现前来临终的老人越来越少，整个社会对临终关怀依旧存在很大的不接纳和误会。通过服务总结和多方了解发现，首先，武汉农村福利院的老人若知道要到离家很远的护养中心临终，几乎都是拒绝的。中国自古有“落叶归根”的情结，老人们宁愿在自己家中老去。其次，服务处只有三五个医务社工在开展临终关怀服务，再加上一些志愿者的培训，临终关怀与生命教育的推广始终非常有限。整个社会和武汉周边农村福利院的管理者、老人们的家属都还是不太能理解临终关怀。故此，自2013年起，在杨受成慈善基金会的持续支持下，“英皇孤老善养服务”外展计划启动。服务处社工走出去，在湖北省8+1城市圈的福利院通过外展车开始了从单一院舍服务到与社区外展服务相结合的模式探索（无国界社工，2016）。

自此，服务处的核心服务除了护养中心的个案管理工作外，还增加了每个月到周边农村福利院的“上门服务”。因为考虑到农村福利院医疗康复资源的不足，而很多老人需要康复的指导，服务处的人员结构也发生了变化，多增加了康复师，外展服务社工与康复师一同前往。在外展服务的过程中，服务处初期走访了大量农村福利院，最后缩小到4—6所福利院恒常开展入院服务。在社工团队的影响下，好几家福利院在院内设置了临终关怀的个案室。福利院的老人与社工建立了亲密的关系。社工的到来，也给偏远地方的福利院带来了生机和活力。外展到福利院，走到老人常住的环境当中去了解他们，关心他们，与他们互动，更容易协助他们建立彼此之间的互助网络，就近链接社区周边资源，协助他们在熟悉的环境当中拥有积极的老年生活。有研究显示，社会支持对于老年人的心理健康起到了保护作用。社会支持来自不同层面，朋辈的支持甚至比家庭的支持有更明显的促进作用（Lee et al.，1987；Lennartsson，1999）。在核心服务之外，服务处与高校和当地社会组织合作，培养社工实习生，开展社会工作实务及志愿者培训计划。同时，在社区层面，推广临终关怀与生命教育的宣教。这些都是对关爱老人的间接社会支持。无国界社工通过平台优势带领香港大学生前往农村福利院与老人开展志

愿服务，同时对年轻人进行生命教育工作坊。在双向互动过程中，让生命影响生命。

随着中国社会步入老龄化的程度越来越高，越需要全社会的人都来关爱老人，尊重老人，知老敬老，在尊重生命的同时，正确认识死亡，并懂得如何准备死亡，达到善生善终。这样，当下的老人们能感受到爱和尊重，将要老去的人们也能由此及彼，积极面对。

从单一一个护养中心的医务社工服务计划，再通过外展手法深入各个农村社区的老人福利院，项目虽取得一定成效，但仍任重道远。在社会支持的层面，虽然有一定数量志愿者的参与，但是并未形成恒常的志愿组织或者队伍来接力为各个福利院开展定期的志愿服务，仅有社工的团队虽然专业但是力量薄弱而有限。社工服务在从医院推广到社区，达到老人在地“全人康复”的过程中，需要挖掘、链接和培育更多在地志愿者，用“社工+志愿者”的模式去让社会支持可持续化。这也是目前国家推行“居家养老”“社区养老”“医养结合”顺利开展的一项内容。

三、威海：医务社工综合介入院舍内老人、残疾人及精神障碍患者

（一）项目背景介绍

威海市复退军人康宁医院暨威海市社会福利院（以下简称康宁医院）是威海市民政局直属全额拨款事业单位。它的主要职能是“为辖区内重点优抚对象及其他人员提供预防治疗、康复保健、疗养及医疗养护服务；为辖区内复员退伍军人、城镇‘三无’人员（无劳动能力、无生活来源且无法定赡养人或抚养人）、农村五保、贫困人员及其他人员中的精神障碍患者提供救治、供养、康复、护理和照料服务；负责辖区内‘三无’人员的收养和康复治疗；为社会老人提供自愿有偿养老服务和康复治疗”（威海市社会福利院官网，2018）。

从社会融合的角度看，康宁医院是政府公办的事业单位。城镇“三无”人员、农村五保人员、精神障碍患者等无疑都是社会的边缘人群。院

舍的照顾给他们提供了住所、医疗的照顾，但是他们个人的能力、尊严、社会参与感非常薄弱。

自2017年开始，在威海市民政局和康宁医院的支持下，无国界社工天津团队入驻康宁医院，在院内设立社工办公室，开展了驻院医务社工服务，计划通过社会工作专业建设医院人文关怀文化，并通过专业手法、跨专业合作建立该院舍背景下最适切的精神病患者、老人、城镇“三无”人员（尤指不同种类的残疾）的康复服务模式。第一期计划将进行3年。

（二）医务社工介入心理科服务

康宁医院的心理科共有长期住院患者68名，其中男性患者38名，女性患者30名，大多为精神分裂症。男性患者中多数为年轻时发病的复退军人，这些人都是社工的服务对象。通过一段时间的服务评估，社工把心理科作为第一重点工作区，其原因是这里的患者长期住院，有的甚至在院内住了长达10—20年之久，他们的需求最大。由于家庭和社区等多方的原因，一些相对稳定的患者也无法离开医院回归社会。社工希望通过努力，增强这一群体的社会融合，让他们可以更多地参与家庭、社区和社会生活。

1. 个案跟进计划

为患者提供个别关怀，协助患者进行情绪疏导、行为改善，支持并鼓励其配合医生的治疗方案（服药和康复训练等）。针对有需要的患者，建立其与家庭的联系，多方介入，协助其进行出院前后的准备和跟进。

2. 小组工作

通过小组的互动和规范，协助患者提升个人精神、伦理、价值观素质，提升自尊、自信心，通过患者同辈的支持，达到社会支持的目的，同时为患者出院后的社会融合做准备。

小组类型	目的	数量（2017—2018 年）
成长小组	挖掘患者潜能，帮助其发现自身及他人的闪光点，增强自信，提升合作意识与能力	两期
综合兴趣小组（魔术、手工、美术、音乐）	通过组员的互动和探索，提升自我成就感；推动患者善于发现乐趣，传递热爱生活的态度	三期

3. 特色服务及其他

威海的天气特别适合各类植物的生长。康宁医院的环境优美闲适，但之前院内患者的生活十分单调，工作人员也相当的忙碌。社工到来后希望有一些因地制宜的突破。在计划进行初期，社工就已经想用农疗的方法协助院民提升精神状况与情绪，提高他们生活的主动性及责任感。2017 年初，社工通过链接多肉植物的园艺师资源，在院内为精神障碍患者开展了园艺小组活动。此小组活动已经成功开展了两期。此外，社工还为他们定期开展集体户外活动、室内手工活动、合唱活动及院内寻宝系列活动等，极大地改善了精神障碍患者始动性缺乏的状态，促进院友社会功能的恢复，提升了他们在院内的生活质量和生活能力。

（三）医务社工介入福利院残疾人、“三无” 人员、流浪人员

康宁医院目前有 49 人住在社会福利院的楼内，男性居多，包含“三无”人员、流浪人员、聋哑人和智力障碍人群，多数不识字，且较难沟通。针对这一人群，社工以不定期开展多样化的康乐游戏活动为主，针对有个别情绪或行为问题的院友，在院方和医护的转介下开展个案工作。在 2017—2018 年，社工开展了投球、沙包、夏日系列活动、纸飞机、智力解环、涂色、多米诺骨牌、色彩拼拼乐等活动，逐步引导其建立规则意识，增加他们的分享行为，从而建立他们自助互助能力。

（四）医务社工介入高龄半失能老人

康宁医院的内科养老区有 40 多位老人，其年龄多为 75 岁或以上，大

多需要轮椅或卧床，其中有21位高危老人。社工主要通过适合这些老人的康乐活动及对部分有需要的老人的个案跟进来开展服务。通过“老物件猜猜乐”、大拼图等活动，老人们与社工走得越来越近。此外，社工固定每周二、四中午为社工时间，与老人们分享日期、天气，带老人做手指操，促进老人身心和谐、快乐养老。

（五）院内的社会融合尝试

社工除了在不同的科室院舍开展活动，还开始把各个科室联动到一起。2017年6月，社工组织开展“小小音乐会”，邀请全院人参加，并招募精神科院友成立志愿者团队，协助社工在各服务区开展活动。此外，还有传统节日，例如中秋游园等，都是全院性质的活动，不仅丰富了院内的生活，也给院友们提供了展示的平台。为了让人文关怀的院舍文化进一步形成，院内的医务工作者同样是社工关注的对象。社工通过护士节收集院友音频制作短片给护士们惊喜和感动，通过创办社工简报促进工作人员及院友对社工的了解。2017年末，社工举办了员工家庭照比赛，为员工在院内提供展示平台，共享家庭温暖；到院内各区收集资料，制作康宁医院日记短视频，并在联欢会上呈现出来，向所有辛苦工作的工作人员致敬、颁奖，同时成立了员工互动群。2018年初，社工更进一步在员工内开展问卷调查，收集员工的需求和问题，有针对性地开展院内外活动（无国界社工，2018）。

社会融合的参与感不是一蹴而就的，而是从一个个个体到家庭，到周边的群体，再到周围的环境，再到整个社会。由一个个细微的接触，到自信、自尊的提升，再到生存能力、社交能力的提升，最后到通过学习、工作的参与，达到荣誉感和自我价值的实现。康宁医院在多个不同类型的服务对象的环境中，通过社会融合信念的支持，希望打造一个充满人文关怀的环境，突破现实的制约，一步步带着这些特殊的人群回归社区、社会，实现社区、社会的共融。

四、总结：从院舍回归社区，走向社会共融是不可逆的趋势

随着我国医疗卫生领域的不断改革，医务社工的服务范围也早已不仅局限在医院的层面，而是扩大到家庭、社区，服务的范围也由临床更多地转向预防、康复和健康促进的层面，医务社工成为现代全人健康管理体系当中重要的一环。

研究指出，促进精神障碍患者的社会融合有以下四个方面的措施。第一，相关政策和法规的推动；第二，以社区为依托的支援和服务；第三，去污名化/去歧视的行动；第四，社会融合体系的监管和评估（Cobigo & Stuart，2010）。这几点都是从宏观的层面说明社会融合需要有社会政策的导向。2017 年 10 月 26 日，民政部、财政部、卫生计生委、中国残联联合发布了《关于加快精神障碍社区康复服务发展的意见》。意见中提到，“到 2025 年，全国要有 80%以上的县（市、区）广泛开展精神障碍社区康复服务……60%以上的居家患者接受社区康复服务，基本建立家庭为基础、机构为支撑‘社会化、综合性、开放式’的精神障碍社区康复服务体系（民政部，2017）”。这些政策无疑为社工推动精神障碍患者走出院舍、从孤立到融合给予了支持和推动。

在老人社区照顾的政策中，2017 年《“十三五”国家老龄事业发展和养老体系建设规划》中提到的目标之一是“居家为基础、社区为依托、机构为补充、医养相结合的养老服务体系更加健全”，同时，规划大篇幅论述如何夯实社区养老服务基础。针对农村特困人群供养服务方面，提倡通过“邻里互助、亲友相助、志愿服务等模式和举办农村幸福院、养老大院等方式”来大力发展互助养老。武汉孤老善养的外展模式正是通过推动自助、互助的社会支持模式，来推动老人在熟悉的环境中安享晚年。

同时，此文中两家医院都属于民政体系内的医院，承担着政府社会救助的职能。有学者指出，社会救助至少有 5 个基本目标：社会照顾、社会规制、助人自助、社会公正及社会共融。目前，多数救助停留在社会规制、社会照顾的层面，社会救助的专业性还有很大的提升空间。医务社会

工作者通过自身专业价值的定位，在社会救助及民政系统下的医院改革的浪潮中起到了很大的推动作用，尤其在助人自助以及最终实现社会共融方面。上文当中将院舍养老临终推向社区农村福利院，在院舍内挖掘特殊群体的潜能，赋予其实现自我价值的机会与能力，以及在全院范围内打造人文关怀的文化价值观都是有力的证明。无国界社工在医务社会工作上面尝试数年，冀此篇文章抛砖引玉，让更多同行相互参考，相互学习，为社会共融和谐而努力。

健康中国战略指引下医务社工服务的发展现状与未来展望
——以广东省佛山市南海区为例

◎仲恺农业工程学院　宋宇宏
◎广州科技贸易职业学院　王　傅
◎广州市仁怀社会工作服务中心　胡文浩
◎北京师范大学-香港浸会大学联合国际学院　黄匡忠

摘　要： 医务社会工作是采用社会工作的视角，来促进人的全方位健康和提高生命质量的助人活动，既是社会工作最初的领域和最重要的领域，也是医务工作的坚强后盾。为此，本文专门选择了医务社工发展的前沿阵地——广东省佛山市南海区，来探讨医务社会工作服务的发展现状、发现优势与不足，并作出未来展望。

关键词： 健康中国战略　医务社会工作　发展现状　未来展望

一、问题的提出

个体和家庭是国家的基本单元，古人说“修身齐家治国平天下”，其出发点就是个人，最终落脚点之“天下”，其实就是今天的国家。健康是个体正常生存和发展的基本要件。个体在身体、精神和社会诸方面的健康，是健康国家战略的基础。医务社会工作，是采用社会工作的视角，来促进人的全方位健康和提高生命质量的助人活动，既是社会工作最初的领域和最重要的领域，也是医务工作的坚强后盾。中国地域广大，不同区域发展极不平衡，很难在一篇文章中充分阐释整个国家医务社会工作的发展现状。为此，文章专门选择了医务社工发展的前沿阵地——广东省佛山市南海区，来探讨医务社会工作服务的发展现状、发现优势与不足，并作出未来展望。

二、佛山市南海区医务社会工作服务的发展历程

佛山市南海区医务社会工作发轫于2011年，但更早要追溯到2009年4月。那一年，国家新医改方案发布。该方案明确提出，要开展医务社会工作。虽然彼时倡导开展医务社会工作的目的是为了完善医疗纠纷处理机制，增进医患沟通，在全社会形成尊重医疗卫生工作者和患者的良好风气。但政策一出，医务社工的历史车轮，便朝着专业化发展的道路驰骋了。

2011年，南海区卫生系统以南海区人民医院作为试点，首次将专业社工服务项目引入卫生系统，为患者提供心理疏导、法律援助、经济支援、家庭情感支持、社会功能恢复等服务。此次试点最初设计以构建新型医患关系为切入点，在医疗领域引入社工服务来增强医患互信，探索用社会学的方法为病患提供人性化服务。这一点正好与国家新医改方案中对医患关系的倡导相契合。项目从需求评估到方案执行都始终围绕“改善医患沟通，促进医患和谐”的核心目标展开。项目仅开展一年，就得到了国家相关部门的高度肯定，也获得了广大市民的好评。

成功往往会带来示范效应，南海区人民医院成功试点后，南海区的其他医院，也有了跃跃欲试争相学习的意愿。在此潮流之下，南海区卫计局立即发动其他有条件的医院开展医务社工服务，得到了医院的热烈响应。2014年起，南海区卫计局制定专项医务社工预算，有针对性地开展医务社工服务。其中，2015—2017年，南海区卫计局连续两年开展南海医务社工竞争性资金分配及南海医务社工奖励性资金分配，通过资金竞投的方式促进南海医务社工服务的开展，总计投入超235万元，从而激发了医院自主购买服务的热情。

表 1　南海区医务社会工作发展历程

时间节点	医疗机构	事件
2011 年 9 月	南海区人民医院	启动“医路同行”医务社工服务，聚焦院内的重症癌症患者
2012 年 9 月	广东省人民医院南海医院	开展医务社工服务，关注院内医务人员的情绪支持
2013 年 5 月	南海区人民医院	赴洛杉矶参加第七届医务与精神健康国际社会工作研讨会
2013 年 7 月	南海区第四人民医院	开展医务社工服务，重点致力于宁养关怀服务
2013 年 11 月	南海区第六人民医院	开展医务社工服务，重点关注孕产妇医务社工服务
2013 年 11 月	南海区第八人民医院	开展医务社工服务，主要服务妇产科、内科患者及其家庭
2013 年 12 月	南海区罗村医院	开展医务社工服务，主要覆盖手足外科、残疾托养身心障碍人士
2014 年 5 月	南海区人民医院	“医路同行”项目被评为民政部和李嘉诚基金会共同举办的“大爱之行——全国二十个重点示范项目”
2015 年 9 月	南海区卫生和计划生育局	建立了国内首个地方性医务社工服务标准
2016 年 7 月	南海区第五人民医院	开展医务社工服务，重点开展医务志愿者服务
2016 年 9 月	南海区妇幼保健院	引入医务社工，开展脑瘫儿童家庭助力支持计划
2017 年 1 月	南海区卫生和计划生育局	举办 2016 年医务社会工作总结暨“尊重生命全人康复”主题研讨会
2017 年 7 月	育桂社区卫生服务站	以推广基本公共卫生，推广家庭医生相关政策为主要工作
2017 年 8 月	南海经济开发区人民医院官窑院区	开展医务社工服务，服务聚焦内科住院部患者和产科“三隐患”孕妇群体
2017 年 8 月	南海区第九人民医院	开展医务社工服务，服务聚焦呼吸内科、妇产科两个科室，为患者提供心理疏导、朋辈支持等服务
2017 年 10 月	南海区第七人民医院	开展医务社工服务，助力医院患者支援计划与医务人员情绪疏导
2018 年 10 月	广东省中西医结合医院	以肾病风湿科、血液净化中心为重点服务科室，开展肾友一站式健康服务关怀行动计划，为肾友及家属提供支持服务

南海医务社工从无到有，从小心探索到扎根服务。截至 2017 年 10 月，南海区共有 12 家医院先后引入了启创、北达博雅、启沅、乐众、启智、乐活 6 家社会服务机构开展医务社工服务，占全区公立医院的 80%。南海医务社工的人数也在逐年增长，从 2011 年的 5 名医务社工到 2017 年医务社工已超过 40 名。在社工和医护人员带动下，培育志愿者团队超千人，开展了丰富的医务志愿服务。医务社工服务领域从新生儿服务覆盖到临终病患服务，涉及服务科室领域近 10 个。

南海医务社工 6 年余的服务探索，从跟随医护人员查房慰问到对病患的“身、心、社、灵”层面介入提供服务，从对病患的关注延伸至对病患家属的关心，从对病患就医环境的了解到对病患社区生活环境的探访，从服务对象的被动接受服务到主动寻求帮助，一步步地扎根服务体现了医务社会工作从简单的生物医务模式到增加对患者社会属性的关注，除有效为患者进行健康宣传，提供适应帮助，链接资源，解决经济、心理、社会问题外，更在社会治理角度上，缓解医患冲突，改善医患关系，促进现代健康照顾模式的改善，为社会福利发展作出了较大贡献。

南海医务社工 6 年余的发展历程，在党委领导、政府主导下，社会组织积极参与，引进专家力量，链接多方资源，撬动政府、院方、基金会等各方资源参与，成立了广东省首个健康促进中心，建立全国首个地方性医务社会工作服务标准，项目发展思路也从“以医患关系为中心提供服务”转向“以服务对象为中心针对性地开展系统服务”，资金来源也从单一来源采购到如今以政府投入为主，医院、政府、社会资源合力为患者提供帮助。各医院结合自身实际，开展了丰富的医务社工服务，进行了深入的探索和实践，逐步形成了一套专业化、本土化的南海服务模式，在缓解医患冲突和医患关系上取得了积极的效果，充实了医疗卫生服务的人文关怀，促进了现代卫生事业的健康发展。

三、佛山市南海区医务社会工作服务的发展现状

南海区自 2011 年开始开展医务社会工作实践以来，通过政府、社工机构、医院多方合作，为患者进行健康宣传，提供适应帮助，链接资源，解决经济、心理、社会问题，促进患者全人康复，缓解医患冲突，改善医

患关系，推进社会善治。转变了传统的以疾病为中心的医疗模式，强化了人文关怀照顾，在缓解医患冲突和改善医患关系上取得了积极的效果。

（一）形成了医务社工的“南海模式”

南海区在边开展边摸索的实践中，探讨出了适合于本地医疗卫生事业的医务社工“南海模式”。

1. 服务主体

政府、卫生主管部门、医疗机构、社工组织等多主体合作。

2. 服务方式

将专业社工服务引入卫计系统，采用项目制的形式开展。

3. 服务方法

在医疗领域引入社工服务，增强医患互信，探索用社会学的方法为病患提供人性化、标准化服务。

4. 服务标准

南海区在医务社会工作先行先试并积极总结经验的基础上，发布了《佛山市南海区医务社会工作服务标准》，这是全国首个医务社会工作服务地方标准，在全国起到了标兵作用，为国内医务社工的进一步发展提供了制度上的借鉴。

5. 服务切入点

最初设计以构建新型医患关系为切入点，后来立足于服务“全人康复”。

6. 服务内容

为患者提供心理疏导、法律援助、经济支援、家庭情感支持、社会功能恢复等服务，同时也对医务人员进行情感支持。

（二）以志愿服务激发社会治理活力

在医务社工的服务主体中，最直接的主体是专业化的社工组织。随着医务社工服务的蓬勃发展，志愿服务也越来越多地参与其中，这既可以解决社会工作者数量的不足，也为广大志愿者提供了了解社会和服务社会的机会。在南海医务社工的服务实践中，引进志愿者参与院内外服务几乎成为医务社工的必选动作。通过志愿精神带动志愿者创造了更美好的医院及社区环境，以志愿服务激发了社会治理活力。

1. 创新载体，推动公益服务常态开展

通过志愿服务为医院患者和院外居民日常开展就医指引、维持秩序、健康宣教等服务，志愿服务甚至参与到科室服务中提供如营养咨询、心理辅导等的专业服务。

2. 挖掘骨干，打造特色志愿服务品牌

通过培养骨干志愿者，使其在队伍中起到凝聚带领的作用，促使团队稳定。同时，通过彰显骨干精神，影响和感染群众不断地加入志愿服务队伍中，提供志愿服务。

3. 整合资源，促进跨领域合作，保障志愿人力资源的可持续性

为了保证志愿人力资源的可持续性，南海医务社工整合资源，促进跨领域合作，实现志愿人力资源的阶段性补充。比如，“义心医意”医务社工服务项目于 2015 年 7 月正式启动，由南海区第五人民医院向佛山市启智社会工作服务中心购买服务。一方面，项目在实施过程中积极联动资源，与学校、商家合作，签订服务协议，促进志愿人力资源阶段性的输送和补充，保障志愿者招募和服务的持续性；另一方面，与 NGO、企业合作，接受个人物资捐赠，促进资源链接。

（三）以多方参与创新社会治理体制

政府出资购买服务是南海医务社工的最初推动力，随着政府的带动，南海区的医疗机构也开始了购买医务社工的行动。自 2011 年起，由医院自主购买医务社工项目的资金不断增加，各医院结合自身实际，进行深入的医务社工服务探索和实践，摆脱传统单纯生理疾病与身体健康的观点，向集生理、心理与社会功能为一体的现代健康观念转变，逐渐形成一套专业化、本土化的“南海模式”。

如南海区第四人民医院的“宁养关爱”重大疾病临终关爱服务项目，探索“医务社工+医护人员+心理咨询师+营养师+律师+志愿者”的综合性照顾团队，通过整合社会资源和不断探索重大疾病患者、临终患者的需求，运用个案或社区工作方法为患者及其家属提供服务。如针对 73 岁的肝

癌晚期患者，项目社工结合患者需求，链接营养师为患者在治疗期间因病情影响而出现的饮食问题提供指引，链接相关厂家为患者特别定制居家床板，还链接心理咨询师为家属提供宣泄的渠道和相关临终病患的照顾技巧。通过社工的介入，在有效缓解了照顾者家属压力的同时，也促使患者由低落阴郁的情绪逐渐转变为乐观开朗，逐渐改变对生死的看法，患者愿意以更坦然的方式面对生活，病情也随之好转。

（四）“组织化”建设和谐医患关系

医患关系紧张是当前医疗服务中的阵痛，极大地影响着正常的医疗活动。南海区人民医院医务社工服务项目启动至今，形成一个健康促进中心、两种互助团体和三个配套支持的运作模式，其中两种互助团体是指发展病人互助团体模式，即癌症病人团体与慢性病病人团体，包括“粉红之家”乳腺癌病人团体、“结伴同行”结直肠癌病人团体、“糖友会”糖尿病病人团体。通过患者的“组织化”，从社工引导团队组建，到团队自身发展出骨干成员，并逐步建立章程规范，完善团体发展，通过常规性的聚会联谊、知识分享、经验交流，让这些患者团体实现自助互助、相互支持，实现自我管理。患者面对无助低落的情绪可以通过“组织”获得安慰，而面对矛盾冲突可以通过“组织”进行第一层的化解和过滤，从而促使问题解决向正规的渠道发展，在一定程度上缓解了医患关系，减少了医患冲突。

四、佛山市南海区医务社会工作服务的典型项目——“医路同行”项目

南海区医务社工发展迅速，不同医院的项目各具特色，很难用一种模式加以概括。为此，文章特选出历史最悠久的“医路同行”项目来进行探讨和分析。

（一）服务简介

佛山市南海区人民医院医务社工服务项目（“医路同行”项目）自2011年9月启动，项目由佛山市南海区卫生和计划生育局、“关爱桂城”

建设督导委员会、南海区人民医院及佛山市南海区启创社会工作服务中心四方合作，在医疗卫生领域探索社会工作服务新模式，创新社会管理新举措。

项目以建设健康促进中心为主要途径，在总结过去医务服务和模式探索的基础上，切合南海区人民医院的医疗重点科目，从癌症及慢性病两个方向出发，重点服务乳腺癌、结直肠癌、中风、糖尿病及骨科与慢性病的病人及家属，从“身、心、社、灵”等层面介入并提供支持服务。通过资源整合和服务开展，提升病人及家属应对疾病的能力，促进自助互助；通过中心平台链接医护、社区资源，开展健康宣教服务，倡导健康理念；通过院内“社工+志愿者”的服务模式，及时回应病人及家属需求，提升医院服务质量，营造良好的医患沟通关系。

同时，项目还为癌症、中风、糖尿病、骨科疾病等长期病患，搭建社区支持网络。通过信息提供、个案辅导、社区转介、联动社区资源等方式，提供心理情绪辅导、疾病及社会福利资讯、志愿者帮扶、护理教育、照顾者支持等服务，目的是协助长期病患顺利回归社区生活，在家里或社区中得到支持和帮助，缓解家庭照顾压力，提升患者及家属的生活质量。由该项目的医务社工，开展一站式支持服务和长期病患的社区康复照顾服务。

（二）服务亮点

1. 癌症与慢性病病人及家属支援服务

该项目针对乳腺癌、结直肠癌、中风、骨科的病人及其家属，提供个案辅导、善终服务、多元主题教育与培训、病房关怀探视等支持，及时回应病人及家属需要，协助其更好面对疾病，提升应对因病衍生问题的能力。

2. 病人互助团体培育与发展

该项目关注病人互助团体发展，通过能力提升课程、主题交流活动的开展，培育互助团体核心团队领袖，促进不同群体的“再组织”化，促进自助互助，展现病人新形象。

3. 健康促进中心关怀支持服务

该项目针对癌症与慢性病病人及家属的需求于院内建设健康促进中心，

提供辅具租借、图书借阅、政策资讯、义剪、导诊、节日关怀、医护能力建设等服务，陪伴及协助病人、家属度过患病历程，提升康复意识与信心。

4. 社区支持网络搭建与发展服务

该项目着力联动社区资源力量建设长期病患社区支持网络，重点跟进中风、骨科等长期病患的需求，开展个案转介支持、社区健康宣教、困难病人出行支持等，让服务惠及更多病人，协助病人顺利回归社区，提升生活质量。

5. “医路凡星”志愿者培育发展

该项目链接社会资源，发展“社工+志愿者”的模式，培育包括医护志愿者、同路人志愿者、高校志愿者、义剪志愿者、企业志愿者等在内的分支功能服务队伍对志愿者进行分类管理，提供阶段式支持，让志愿者通过服务有所成长，鼓励志愿者长期服务。

（三）服务成果

截至2017年10月，该项目自主组建病人互助团体5个，提供个案跟进服务500个，开展1100个小组、工作坊、培训及大型活动等，共服务27259人次。共链接社会资源折合人民币405500.1元，接受媒体报道121次，汇编《佛山市南海区医务社会工作服务标准》《“医路同行”服务资源手册》等健康资讯及资源支持刊物20余份。该项目深受出资方和评估方的好评，连续6年评估获优秀成绩，曾获两次关爱基金优秀公益服务奖，成为民政部、李嘉诚基金会共同举办的“大爱之行”全国重点示范项目，并被评为“表现突出贡献项目”，得到了社会的认可，连续3年获得南海区社会组织优秀服务项目金奖和铜奖。

（四）服务反馈

在收到的反馈中，病人及家属都普遍认为医院的服务越来越人性化。给予病人贴心的关怀和帮助，成为医院一张亮丽的名片，是病人选择南海区人民医院进行治疗的原因之一；医护人员则感受到社工的到来给医院注入的新鲜力量，改善了医护人员对病患心理支持相对不足的现状；参与服务的志愿者从助人的过程中发挥自我的价值，体会到被需要的快乐和满足。以下是访谈所得的资料。

1. 某服务对象

“感恩医院社工部的姑娘带领我们组建病人互助团体，我们遇见同路人，得到相互支持，日常聚会很开心，非常感恩和感激，希望团体日后继续发展和多点相聚活动!”（访谈资料。资料编号：20171225）

2. 合作科室的某医护伙伴

“最近科室人手不足，我需要经常顶班，没有很多时间和病人沟通交流，幸好有医务社工的帮忙，辛苦她们了!” （访谈资料。资料编号：20171225）

3. 参与服务的某志愿者

“感谢医院社工部给予机会，让我能参与进来，遇到一群积极向上的“哥哥姐姐”，他们虽然也遭遇病痛的折磨，但能够用自己的心路历程和故事去鼓励新病人积极接受治疗和适应目前的生活，还能通过各种各样的志愿服务回馈曾经帮助过他们的社会。这些都展现出佛山的人文关怀，让我逐渐爱上佛山这个城市。”（访谈资料。资料编号：20171225）

五、佛山市南海区医务社会工作服务的未来展望

南海医务社会工作进行了多样化的尝试，取得了较好的成果，但也存在一些需要改进的地方。按照刘继同的观点，“医患关系是目前中国社会政策议程与健康照顾服务领域中最紧迫、最重要、最基础和最关键的议题”，南海医务社工用行动印证了医务社会工作增进医患关系的价值。

然而，伴随着健康概念的内涵不断丰富、外延不断扩大，医务社会工作长远的优先领域将会是健康促进与健康教育，医务社会工作将面临健康照顾服务体系、组织体系、服务对象等一系列的变化。健康照顾服务范围越大、内容越丰富，医务社会工作的干预领域也越大、服务内容也更丰富。这意味着医务社会工作面临的机遇与挑战更大，在社会治理的实践上也将发挥更大的作用。南海区将继续探索社会治理的要义，促进医务社工的创新实践和积极探索，使之向着实现“全人康复”的服务目标努力。为

了实现这一目的，南海区医务社会工作将进行如下努力。

（一）做好资金筹集工作

项目制最大的问题是短期性和一次性，由此会造成经费的不可持续，而医务社会工作服务却是恒常的和持续的，必须依靠资金的血液才能生存。为此，南海区政府作出以下谋划。

1. 来源于政府财政的资金

继续加大政府购买医务社工服务的投入，构建政府购买服务效率的监督机制。

2. 来源于企业的资金

鼓励企业购买医务社工服务，并给予税务政策上的优惠。

3. 来源于基金会（官办和民办）的资金

在南海慈善总会下设医务社工专项基金来募集医务社工的经费，以保证经费来源的多样性以及医务社工服务的持续性。

4. 其他资金

比如源于个人捐赠的资金等。

（二）开拓社会工作人力资源

1. 盘活人力资源存量

鼓励医院内部的工会人员、护理人员以及其他群团组织的工作人员考取社会工作者证书，通过相应的培训培育制度提供转岗社工培训，让更多的护理人员能够通过医务社工的岗位实现转岗，也可以吸引部分年资较长的护理人员通过转岗制度满足家庭和身体健康的需要。

2. 增加人力资源总量

加大对社会工作者的招募活动，提高社会工作者数量。继续构建“社工+志愿者”的工作机制，让更多的志愿者参与医务社会工作服务。大力推动志愿者服务，实行恒常值班轮岗制度让志愿者进驻医院，在人流量较大以及医务压力繁重的地方设置志愿者岗位，让社会人士有更多的机会了解医疗体制，减轻医护人员的压力，缓解医患之间的矛盾。

（三）提高医务社工认可度

1. 提高体制内认可度

当前，很多社会工作者在医院内缺乏身份认同，医院和患者都将其视为“局外人”。为解决这一问题，可以考虑在重点公立医院下直接设社工部，医院直接聘用社工为医院的员工，纳入医院的管理和编制，打通其职称晋升通道，确保医务社工费用的持续性，使医务社工能更好地和医院体制融为一体，提高医务社工在医院环境的融入度。

2. 加大公共宣传力度

充分利用网站、院务公开栏等宣传阵地，加大对医务社会工作政策、条例法规、程序的宣传，让群众了解、掌握医务社会工作各项法规的主要精神，了解医务社会工作的标准和程序要求，让普通群众和服务对象对医务社会工作有充分认识。

（四）建设健康社区

推广健康社区的概念。以“大健康”为出发点，推动社区设置健康管理师和健康促进员，让这部分人员承担在社区当中宣传健康知识及健康社区概念的职责。

参考文献：

刘继同．转型期中国医务社会工作服务范围与优先介入领域研究［J］．北京科技大学学报（社会科学版），2006，22（1）：6-12.

荣誉军人医务社工模式的构建与实践
——以广东省第一荣军医院为例

◎中山大学　贺立平
◎广东省第一荣军医院　李树红　叶焕源　韩家念
◎益先社会工作研究院　田　甜

摘　要： 文章围绕广东省第一荣军医院全心服务模式的构建与实践主题，通过理论与案例分析，对全心服务模式的理论基础、逻辑框架，在荣誉军人医务社会工作方面的应用以及服务成效进行深入分析，探讨该模式在残障、老年、医务社会工作等方面的推广适用性，并对总结提升本土医务社会工作经验体系提出可行性建议。

关键词： 荣誉军人　医务社会工作　本土化社会工作服务模式

一、相关背景

荣誉军人（以下简称荣军），是对因战、因公、因病而致残军人的尊称。一直以来，党和政府高度重视荣军服务，建立有中国特色的优抚工作制度，体现了党和国家对人民子弟兵及优抚对象的关怀爱护，对我国军队建设、巩固国防、密切军政军民关系，促进国家经济发展和保持社会稳定，都具有十分重要的意义。荣军（服务）工作旨在为伤残（病）军人提供抚恤、医疗、照顾、供养等服务，历来受到党和政府的高度重视。近年来随着社会工作人才队伍建设进程的加快，医务社会工作理念与手法在荣军（服务）工作中得到应用，为荣军（服务）工作的人性化、专业化发展注入新的活力，激发新的动力。

广东省第一荣军医院（以下简称荣军医院）创建于1950年10月，是广东省唯一一所收治1至4级残疾军人集中供养的省级优抚医院。建院60年以来，医院始终坚持“全心全意为荣军服务”的办院宗旨，全面落实优抚政策，创新荣军服务模式，累计接收各类伤残荣军11000多名，其中重残荣军3000多名。目前，在院长期疗养荣军30名，临时疗养荣军多名。2009年以来，荣军医院通过引进和培育社会工作专业团队，采用先进的服务理念和系统的服务手法，从荣军“身、心、社、义”四方面需求出发，建立了“社工为主、社会参与、志愿联动”服务系统。2016年至今，荣军医院与中山大学、益先社会工作研究院、中大社工服务中心合作开展荣军社会工作行动研究，以该院多专业综合服务实践为基础，研究提出荣军服务全心服务模式，即以社会支持网络理论为基础，以正常化理论、增权理论、优势视角理论、互惠模式为理论支撑，以正向价值理念为依据，从政策支持、部门支持、专业支持、自身支持、社区支持五个维度实践切入的服务模式。本文拟从医务社会工作视角，对全心服务模式的构建与实践展开具体分析，为我国医务社会工作服务模式与体系的发展作出理论贡献和实践推动。

二、模式构建

（一）基本概念

医务社会工作一般是指在医疗保健机构中围绕疾病诊断、治疗与康复过程所开展的社会工作专业服务[1]。医务社工的主要功能包括：诊断与评估、咨询与辅导、寻求与整合资源、倡导工作、咨询与协调。医务社工的主要工作内容包括住院适应指导、情绪辅导、疑问咨询解答、健康知识宣传、社会资源调动、福利政策宣传、互助小组服务、出院计划安排等[2]。荣军医院因其服务对象的特殊性，所开展的社会工作服务兼具医务与优抚社工服务两方面功能。当荣军伤病复发或因老化进程而身体机能受损时，开展以舒缓情绪、解决问题、协调资源为目标的医务社会工作。当荣军身体状态良好，处于稳定观察期时，则主要开展以恢复社会功能、改善社会关系、提高社会福祉为主要目标的优抚社会工作[2]。

本文所指荣军医务社会工作的服务对象主要以残疾军人为主，即在部队服务期间因战、因公、因病（限义务兵和初级士官）而致残，医疗终结后符合评残条件，经法定的审批程序取得民政部制发的《中华人民共和国残疾军人证》的军人[3]。荣军医院优抚（荣军）社会工作的服务对象为残疾且长期居住在院中疗养甚至终老的军人。其服务不仅涉及优抚社会工作、残疾人服务、医疗服务、康复服务等多个专业，且需满足服务对象全周期、历程性服务需求。

（二）全心服务模式的理论原则

全心服务模式从多元理论视角出发，综合社会支持网络理论、正常化理论、增能理论、优势视角、互惠模式建立了以下理论原则：以助人自助为目的，以构建社会支持网络为保障；保障荣军正常化生活，促进荣军身心健康与和谐共融；理解荣军的需求，确保荣军的平等参与，提升荣军的自我效能感；激发荣军的潜能与力量，协助荣军突破局限，实现自我成长；与荣军建立伙伴关系，发挥荣军积极能动性；搭建权利维护体系，减少荣军社会参与的阻碍；推动荣军服务成为个人与组织、环境之间有效互动的过程。

（三）全心服务模式的逻辑框架

立足于生态系统的服务视角，社会支持网络视角下的荣军全心服务模式从宏观、中观、微观三个层面展开实践，建立并发展政策支持、部门支持、专业支持、自身支持、社区支持五个维度，探索并推动荣军自助互助的服务道路。

1. 三个层面

一是宏观层面，体现在内外部政策与制度环境两方面，其中外部政策环境是指，各级党委政府制定出台的荣军优抚、服务政策与制度；内部制度环境是指，荣军医院在党委领导下落实优抚政策，实施院内荣军服务制度化建设的实践。二是中观层面，对应部门支持、专业支持、社区支持维度。其中，部门支持方面，建立全院联动机制，设立行政查房、科室联动转接机制，健全“重视荣军、服务荣军、关爱荣军”长效机制，推广科室与荣军“手拉手”结对志愿服务，及时为荣军提供服务支持和情感关怀。专业支持方面，建立“医院专职社工 + 医院具社工资格医护人员 + 医院医护人员志愿者 + 院外志愿者 + 外部社工项目”多专业联动模式，完善社工科及相关专业服务岗位管理制度与考核机制，推动与中山大学、中大社工服务中心、益先社会工作研究院、广东省启航社会工作支援中心等专业研究与服务机构的专业合作，提升荣军服务专业化与精细化水平。社区支持维度方面，广泛链接社区资源，发展企业、学校及社区志愿者团队，开展“一帮一”“手拉手”志愿者结对服务，“大爱同心”志愿联谊服务以及“荣军使者进校园（社区）”等服务项目，增进荣军与不同群体的交流互动，促进荣军的社区融入，增强荣军的社区支持网络。三是微观层面，建立“一人一档案、一人一团队”荣军个案管理系统，由社工评估荣军的具体需求，协同医生、护士、护工团队进行个案辅导介入；完善康体娱乐、能力发展、就业服务等小组和服务项目，丰富荣军群体的闲暇生活，挖掘和培育荣军群体的兴趣技能，改变荣军被动受助的状态，提升荣军自信，强化荣军自我支持系统；建立荣军家属互动与维系机制，包括定期举行家属见面会、协调解决荣军家庭问题、为家属探访陪护提供便利条件等，密切家属与荣军、院方的联系，增强家庭对荣军个体的支持力度。

2. 五项维度

政策支持即各项政策的保障落实，主要体现在民政部门、医院党政部门对涉及荣军服务、权益保障等政策的积极落实和关切方面。部门支持主要是指全院各职能部门的共同参与，荣军服务是医院的立院之本，全院共同参与是荣军服务有效开展的重要保障。专业支持是指荣军服务中医疗、康复、护理、社会工作等多专业的协作。自身支持主要是关注荣军自身资源的开发以及网络搭建。社区支持则是链接院外资源和社会群体共同参与荣军服务。

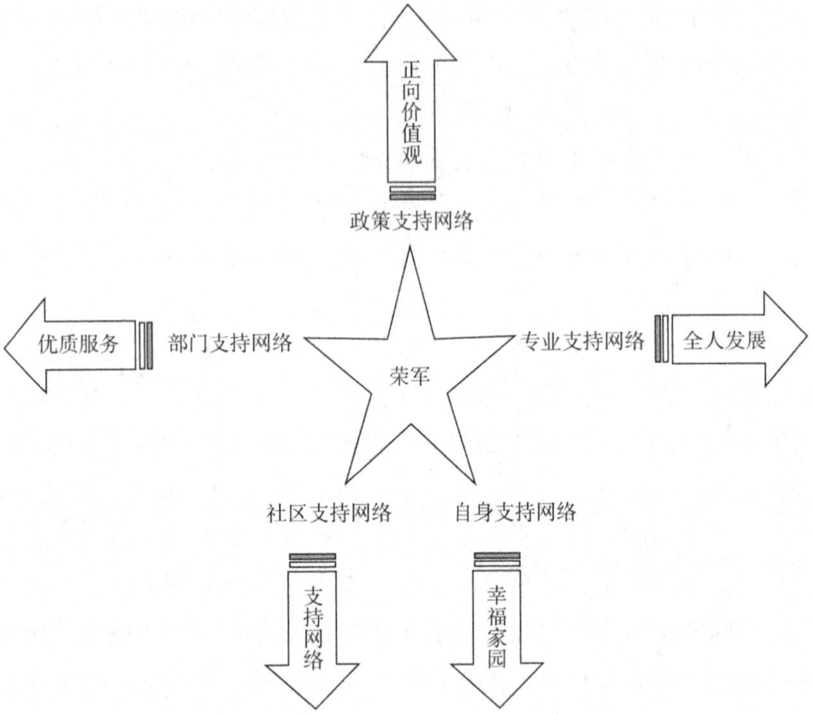

图 1　全心服务模式逻辑图

三、实务探索

（一）服务案例一

1. 个案背景资料

张某，一级伤残，18 年前经历左骨盆及髋置换术，2015 年 10 月起出现伤口浸液，在荣军医院多次治疗效果不明显；后到陆军总医院复诊，专家建议手术更换原假体。但由于是大型手术，案主对手术风险存在不安和顾虑。经院领导、科室以及专家、医务社工与案主及其家人多次沟通，在尊重案主意愿的前提下，案主于 2016 年 12 月在陆军总医院完成手术。手术过程顺利，但术后左髋部伤口愈合不良，有弧形金属条外露。多次治疗未果后，案主于 2017 年 5 月回到荣军医院休养。案主及其家人受手术后伤口不能愈合及金属条外露影响，出现焦虑情绪，没有食欲。

2. 需求分析

（1）生理层面

术后康复进程不顺利，伤口不能愈合，经植皮手术后只有部分皮肤成活，不能覆盖金属条，金属条仍然外露。金属条外露造成生活不便，影响案主心理状态，造成案主食欲不振，进一步影响案主的康复情况。

（2）心理层面

案主因伤患反复，心理压力大，表现为情绪低落、焦虑。家人因担心其伤口不能愈合，影响身体健康和后续生活，也产生担忧、焦虑情绪。

（3）社会交往与社会支持

案主原来性格开朗，在院内与医生、护士、社工等工作人员以及其他荣军关系融洽，但受伤病影响，社交行为减少。另外，其父母从外地来到广州，在适应陌生环境的同时，需要面对案主预后不佳带来的困扰，急需系统支持。

3. 服务介入情况

（1）联合院内院外多部门制订医疗康复方案

由于案主长期在院休养，与医务社工、医疗康复人员建立了良好关系，院领导、荣军科及医务社工积极整合院内外资源，在多方征求专家意见的前提下，采用每天由主管医生敷料换药并定期观察的治疗方法，并配合康复训练计划的医疗康复方案。在“医疗+康复+护理+医务社工”多专业团队的支持下，案主表现出坚强意志，积极配合治疗并进行康复训练，在大约三个月时间后就可以下地活动，并坐上电动轮椅四处活动。

（2）案主情绪疏导

医务社工在院领导支持下，同理案主，采用正向心理等个案服务手法，陪伴和支持案主，在康复进程中始终关注并接纳案主的情绪变化，帮助案主减少顾虑，缓解焦虑情绪。随着治疗和康复训练的顺利开展，案主情绪逐步稳定，并恢复原先的积极开朗。

（3）家人生活安置和陪伴

安排专业医务社工跟进案主父母在穗的生活安排、情绪疏导，同理案主父母的感受与情绪，对最终确定的案主的治疗和康复方案进行解释说明，及时传递案主的治疗和康复信息。随着案主的治疗和康复进程走上正轨，其父母在医务社工的陪伴和支持下也由焦虑变为安心。

（4）康复后提供院内类就业岗位

医务社工联合多专业团队，评估案主的治疗和康复情况已进入平稳期，且案主也能使用电动轮椅，积极在院内走动。医务社工提出恢复该案主原担任的院内类就业工作，案主从 2017 年 5 月起继续协助总务科巡查院容，并获得一定的岗位补贴。

（二）服务案例二

1. 个案背景资料

王某，入伍不久后在训练中因伤造成双下肢截瘫，需要借助轮椅出行。入院安置后对乒乓球运动产生浓厚兴趣，为支持其发展兴趣，院方引入专业教练，系统训练后案主多次在省市甚至粤港澳地区的残疾人比赛中获奖。然而随着参赛次数增多，案主求胜欲望强烈，赛前心理压力不断增加。此外作为截瘫病人，2017 年起案主泌尿系统感染反复发作，对案主的健康、生活和训练造成影响。赛前压力和健康情况的双重影响导致案主精神不佳。

2. 需求分析

（1）生理层面

截瘫后造成泌尿系统易感染和发烧症状，且存在反复情况，案主有恢复健康的需求。

（2）心理层面

案主一方面因泌尿系统反复感染引起焦虑和情绪低落，另一方面因希望不断提高竞技水平，对比赛和训练结果十分在意，产生心理压力和焦虑。有疏导情绪、平衡压力、合理看待比赛和训练结果的需求。

（3）自我价值实现层面

案主较为年轻，希望有更多渠道实现自我成长，体现自我价值。案主积极参加比赛训练和文体活动，随着这两项均取得一定成绩，存在进一步开发潜能、实现自我价值的需求。

3. 服务介入情况

（1）整合专业资源确定治疗方案

根据案主身体状况，院内医疗、康复、医务社工等多专业团队整合资源，共同会诊，并根据院外专家建议，推荐案主进行膀胱扩容手术改善目前情况。经本人同意，案主于2017年12月成功在广州医学院附属一院完成手术，术后恢复情况良好。

（2）情绪疏导与支持

案主手术休养期间，医务社工多次到院探望，不断传递积极的康复信息，鼓励案主。同时就比赛和训练结果与案主沟通，同理其关注比赛结果的背后，其实是对自我价值的追求。对此案主也表示，完成手术后希望能改善身体状况，以更好的状态去接受训练和比赛的挑战。

（3）鼓励参加院内类就业岗位，实现自我价值

医务社工肯定案主对自我价值实现的需求，尝试在院内开发适合案主的类就业岗位，以帮助案主增加自我成长和实现的渠道。在院领导的支持下，该项工作进展顺利，目前医院可提供多个院内类就业岗位供案主选择。

（三）服务案例三

1. 个案背景资料

余某，长期截瘫荣军，近年来肾功能衰退严重，后确诊为尿毒症，需每周三次到外院透析。肾衰竭的病情使其情绪低落，身体状况转差。案主早年与妻子育有一子，现已与妻子离婚，其子中专毕业后面临就业问题，案主希望院方帮助儿子解决工作问题，甚至获得正式编制及住房分配，并多次通过不同层面和途径反馈其诉求。

2. 需求分析

（1）生理层面

长期截瘫及泌尿系统感染导致案主肾衰竭，需要定期透析维持生命。由于病情不可逆转，案主健康状况不断下滑。

（2）心理层面

肾衰竭的诊断结果以及长期透析安排，对案主打击较大，案主产生焦

虑情绪，甚至无食欲，对自身情况的担忧又激发对儿子的保护欲望，因此在儿子的就业问题上同样表现出焦虑情绪。

（3）社会交往与社会支持

案主已离婚，家庭层面的希望主要落在儿子身上，希望其子能勤奋学习，实现自己未完成的愿望，但一定程度上也给其子造成压力，加上案主一直积极为其子争取权益，使其子产生一定的依赖心理。案主无其他亲友资源，主要支持系统来自院内朋辈和工作人员。

3. 服务介入情况

（1）定期治疗配合情绪疏导

医务社工联合院内外医疗团队，评估案主目前病情处于平稳期，只要坚持定期透析治疗，可以维持日常生活。医务社工通过定期面谈，向案主传递此信息，帮助案主了解病情。通过多次沟通，案主对病情的焦虑情绪得到缓解，逐渐接受目前状况，并愿意积极配合治疗。

（2）提供院内工作岗位，做好政策说明工作

案主对自身的担忧和对未实现的理想的渴望，转化成为其子争取更好的就业岗位。经院领导及多专业团队的反复协商，决定聘用其子到院内总务科就职，负责日常维修保养等工作，月收入在4000—5000元。最初案主十分开心，感谢院方的理解和支持，但一段时间后，案主希望能为其子争取事业编制和住房，且愿望极为迫切。医务社工同理其希望为孩子创造最好条件的心情，但这一愿望需要其子通过公开招考流程且符合政策要求。为了帮助案主理解这项政策，在院领导的支持下，医务社工联合人事科等向案主介绍相关政策，帮助其理解，削减其焦虑情绪。

（3）帮助案主转化期待，鼓励其子努力提高自身能力

医务社工理解案主诉求的背后其实是对其子成长的期望，案主希望通过直接争取的方式帮助其子在短期内获得一定社会资源。对此，在帮助案主理解当前政策要求的同时，医务社工也与其子面谈，鼓励其加强学习，提高自身学历和技术水平，通过自身的成长来获得更多的机会。其子对此表示理解，并在调整部门后改变状态，更加积极地积累工作经验。医务社工也及时将其子的变化反馈给案主，鼓励其为孩子的成长留出一定空间，让年轻人通过自身努力来赢得尊重和回报。对此案主逐步理解并接受，尽

管没有最终放弃诉求，但其焦虑状态较之前有一定程度的缓和。

四、服务成效

2011年至今，在全心服务模式构建与实践的过程，医院形成了“社工为主、社会参与、志愿联动”的立体服务系统，充分调动了荣军社会资源网络，从“身、心、社、义”四个层面促进了荣军的全人发展。同时也带来了荣军服务的四个转变，即荣军需求由物质层面的满足上升到物质、精神层面的共同满足，荣军由受助者转变为服务提供者，荣军服务模式由封闭式服务走向开放式服务，荣军由医院照顾转变为由医院、社区共同照顾。

（一）需求满足层面由单纯物质满足上升到物质、精神共同满足

政策支持网络和全院支持网络的构建为荣军的物质需求提供了充足的保障，医院更加注重对荣军精神层面的满足，以社工的专业力量开展各类休闲娱乐和成长活动，让荣军的生活更丰富多彩。荣军不再因身体残疾而放弃对优质生活的追求。充实的生活减少了荣军消极负面的情绪，让他们的价值观更加积极正面。

（二）荣军角色由受助者转变为服务提供的参与者

荣军自身支持网络的挖掘在很大程度上提升了荣军的自我效能感，特别是荣军类就业服务项目的开展，让荣军可以重新返回工作岗位，荣军不再把自己看作是“无能”的人。荣军情绪由消极对待变成积极乐观，从需要别人服务变成主动服务他人，体现了自强不息、顽强拼搏的军人形象。

（三）服务理念和手法由传统管理走向开放性服务

专业支持网络和全院支持网络的构建使荣军服务更为人性化。荣军管理模式的转变就基于人性化的服务理念。开放性的服务模式增强了荣军对院内外多专业服务的配合度，使荣军感到被尊重和被平等对待，提升了荣军的自尊自信。

（四）照顾模式由医院照顾转变为由医院、社区共同照顾

医院是荣军休养生息的主要场所，但不是唯一的支持系统。社区支持网络的搭建让荣军与社区之间有了更稳固的联系纽带。志愿服务队伍的逐年增多以及“手拉手”“一帮一”志愿服务队伍的持续服务，多方联动服务机制等，共同确保了荣军拥有更丰富的压力缓冲系统和支持网络。荣军走出去、社区走进来，共同推进了和谐共融局面的形成。

五、总结与讨论

综上所述，全心服务模式是包含生活照顾服务、专业医护康复服务、社会工作服务以及志愿服务在内的系统服务模式，是传统荣军工作与新时代多元化服务融合发展的产物。多年来通过全心服务模式的实践，影响推动了荣军服务向关注荣军精神需求、荣军能力发展、社区参与照顾、社会交流融合的方向发展。全心服务模式的构建与实践实现了荣军服务的创新与转变。

全心服务模式作为本土社会工作服务模式的构建与探索，主要存在以下几方面的优势。

一是该模式以优势视角为取向，具有正向积极的特点。以荣军需求为本，着力构建荣军自身、周边与社会支持系统，相信荣军的潜能，相信社区的资源，尊重荣军的共同参与，以正向发展为导向，以社区融合为目标。摒弃了以往将服务对象病态化和院舍化的消极服务理念，采用用心聆听荣军需求、细心为荣军服务、诚心尊重荣军作为自身问题解决“专家”的专业态度。因此该模式能够充分调动荣军的能动性，实现共同参与。

二是该模式具有多专业联动、系统性特点。有别于传统的优抚和医务社会工作，全心服务模式融合了多专业、多元化服务。各专业在服务过程中非割裂进行，而是互相联动配合，从而确保了荣军社会支持网络的有机运转，实现多层次社会资源的调动参与。

三是该模式具有较强的可操作与可持续性。该模式建基于荣军医院多年的服务探索，以实践为基础，实现了制度化和规范化；从政策、医院部门、多专业、荣军自身以及社区五个维度为荣军搭建支持网络，具有推广

和操作基础，适用于残障、老年、医务等院舍类服务环境，且可通过不断深化各层面的支持网络实现持续发展。

荣军服务所涉工作面广，任务重，政策性强，需要持续的实践探索和理论创新。当前全心服务模式是广东省第一荣军医院、中山大学、益先社会工作研究院、中大社工服务中心等多家单位基于荣军医院多年服务实践，共同探索、研究的阶段性成果，希冀为我国本土社会工作经验体系的构建与发展提供参考借鉴。

参考文献：

[1] 王思斌．社会工作导论［M］．北京：高等教育出版社，2004.

[2] 贺立平，李树红，等．构建新时期荣军支持网络的全心服务模式——广东省第一荣军医院社会工作服务经验分享［M］．广州：中山大学出版社，2017.

[3] 国务院，中央军事委员会．国务院、中央军事委员会关于修改《军人抚恤优待条例》的决定［EB/OL］．(2011-07-29) ［2018-8-20］，http://www.gov.cn/zwgk/2011-07/30/content_1916939.htm.

探索创新，全面推进红十字医务社工专业化

——以四川省成都市新都区红十字医务社工项目为例

◎成都市锦江区翱翔社会工作服务中心　宋利棠　黄　慧
◎成都市新都区红十字会　王明锐

摘　要：针对公立医院普遍存在的医务服务不足、医患关系紧张、就医期望难以满足、特殊病患资源紧缺、出院康复跟进困难、医护人员压力大的难题，四川省成都市新都区积极发挥群团组织的枢纽平台作用，自2014年9月起在全省县级公立医院中率先引进红十字医务社工项目试点，随后红十字医务社工项目于2016年9月在新都区5家公立医院全面推开，新都区成为全国首个在区域内全面推广红十字医务社工的地区。文章基于访谈数据及项目实施经验，对新都区红十字医务社工项目进行了整体的梳理，主要从新都区红十字医务社工服务的发展现状、取得的成效、面临的问题及挑战、未来发展的对策和建议四个层面，积极探讨了新都区红十字医务社工的发展模式。

关键词：医务社会工作　新都模式　探索

针对公立医院普遍存在的医务服务不足、医患关系紧张、就医期望难以满足、特殊病患资源紧缺、出院康复跟进困难、医护人员压力大的难题，成都市新都区积极发挥群团组织的枢纽平台作用，自2014年9月起，在全省县级公立医院中率先引进红十字医务社工项目试点，在实践中形成了“群团搭台、政府购买、组织服务、专业督导、多方评估”的医务社会工作模式，有效缓和了医患矛盾，积极回应了病患需求。随后红十字医务

社工项目于2016年9月在新都区5家公立医院全面推开，新都区成为全国首个在区域内全面推广红十字医务社工的地区。在试行阶段夯实的基础上，新都区在全面推开阶段，紧紧围绕红十字医务社工专业化发展的宗旨，呈现出了“党政引导群团统筹、多元服务医社延展、社会协力资源整合、能力建设实务研究”的红十字医务社工专业化发展形势，提升了红十字医务社会工作专业能力，有效改善了病患就医体验，延展了城乡社区治理发展路径。

一、主要做法

（一）党政引导，持续完善新都红十字“1+N”医务社工平台

1. 政策引领群团统筹

新时代下社会治理持续深入，城乡社区治理发展探索盛行，“一核多元、社会协同、共建共治”格局逐渐形成。随着社会治理深化发展，多元主体参与治理越发广泛深入，此时更需要加强党政引导推动工作。

针对当前医患关系紧张、就医体验不高、病患康复资源集聚不足的情况，紧紧围绕“党政引导、社会协同”多元治理思路，结合深化医药卫生体制改革意见，新都红十字会深入学习中央关于加强改进群团组织的工作意见。在区委区政府领导及政策引领下，依托“1+N”医务社会工作平台的持续营建，新都红十字会积极发挥群团桥梁纽带功能，联动政府部门、医疗单位、社会组织、在地高校，集聚医疗服务、社会救助、法律援助、科研评估、组织服务等医务社工相关资源，助力红十字医务社工能力建设，助推红十字医务社会工作发展，持续深入探索群团组织参与社会治理体制机制创新。

2. 制定红十字医务社工发展规划

新都红十字医务社工有其发展规划逻辑。

第一，顶层设计思路。通过“群政、群校、群医”等多方联动，进行参访交流学习实地调研评估，在红十字会平台搭建、政府资金保障、全人健康理念应用、高校专业支撑、“人道、博爱、奉献”红十字精神结合的

医务社工发展思路下，红十字会统筹制定红十字医务社工初期试点先行、中期区域全面推开、后期经验广泛性推广三阶段发展规划。

第二，专业发展考量。红十字医务社会工作发展介入点与后期成效凸显，以服务对象的需求为重要参考，离不开落地医院科室的紧密支持与合作，也离不开组织机构的专业优势发挥。因此，医院服务对象需求调研评估、医院科室支持意愿、组织机构专业能力供给，成为红十字医务社会工作专业发展的重要考量，红十字会也为此做了大量专业发展前置性工作。

3. 跨部门联动完善合作机制

专业发展的推动及服务成效的显现，部门合作联动必不可少。

第一，基于红十字会统筹、政府购买、组织引入、医院落地四方合作思路，具体通过招标引入专业机构提供服务，四方协议签署形成红十字医务社工项目整体推行的基本合作机制，成为政府职能转移的重要践行方式。

第二，四方协议规范项目各方的权责，尤其是在项目运营专业服务上，明确服务内容输出、服务操作流程、项目成效考核、人力资质配备、资金拨付办法等，这为社会组织独立性运作、专业服务输出提供最大化保障，也突出了职能部门监管的重要性。

第三，“双督导”体系机制日趋完善，形成“常态性督导+需求性督导”并行的红十字医务社工“大督导体系”，这为项目的顺利运作及服务的成效性开展提供了保障。

第四，引入第三方评估机制。第三方评估机构运用多元参与方式的评估办法，对项目效果进行考量，也对项目服务过程中的变化进行跟踪把握。既重视量的考核，也重视质的反思，能够最大化保证专业评估组织评估的独立性与专业性。

第五，建立定期沟通机制。紧紧围绕红十字医务社会工作内容，逐渐形成定期的“红十字会+组织”半月例会制、多方联席季度会议制、机构定期医务社工例会制、相关合作伙伴文件汇报制及不定期的多方个案协调会，为红十字医务社工项目的顺利推进、服务的顺利开展提供了保障。

（二） 完善医务社工服务，探索医社延展服务

1. 红十字医务社工服务日趋丰满

首先，拓宽红十字医务社工项目辐射范围，扩充服务受益群体，增加

服务量。除了原有的红十字医务社工试点——新都区中医医院，还增加了新都区人民医院、新都区第二人民医院、新都区第三人民医院及新都区妇幼保健院；主要受益人群由骨科病患，逐渐扩大至长者慢性病人群、孕妈人群、儿童人群。

其次，践行多元化工作手法，丰富红十字医务社工服务内容。

第一，开展红十字个案服务。采取情绪支持、心理疏导、资源链接、政策咨询、个案管理、法律援助、经历回顾等技术，以回应个案压力缓解、医患沟通、出院计划、社区康复、工伤赔付、个案滞留、危机干预、能力提升、关怀照料的需要。

第二，开展互助性、教育性、康娱性红十字小组服务。如新都区人民医院的骨友会服务及中医院的肾友会服务就属于病友互助性小组服务；新都区人民医院的孕妇课堂及新都区第二人民医院的病患照料者服务属于教育性小组服务；新都区人民医院的儿科童伴服务属于康娱性、教育性相结合的小组服务。在小组服务开展过程中，或多或少运用了游戏活动、手工制作、自然体验、主题活动、园艺治疗、沙龙分享等形式和技巧。

第三，开展红十字医护减压服务。通过问卷、访谈分析医护人员压力来源，借助节日送祝福、主题电影分享、亲子户外拓展等形式，促进医护人员彼此及与家人之间的交流沟通；为医务人员开展沟通技巧、服务礼仪主题培训，促进医护人员在沟通技巧、情绪管理、团队协作等方面的能力提升，从而减轻日常生活工作中的压力。

第四，开展红十字节点服务。依托三八妇女节、护士节、红十字日、无偿献血日、急救日、元旦等主要节点，以主题活动、慰问表演、医患联欢、摊位活动、讲座培训、宣传教育等形式，开展红十字医务社工病患关爱、医护关怀服务，开展红十字“三救三献”、急救知识宣教工作。

第五，开展社区义诊服务。由社工统筹，联动医院科室医护人员，与部分红十字节点活动结合，进入街道（乡镇）、社区（村）开展义诊、讲座，为居民（村民）提供健康咨询、体检、宣教服务。

第六，开展红十字志愿者志愿服务及能力提升工作。依托红十字医务社工特殊个案资源链接、病友小组、医护减压、节点活动、社区义诊等，志愿者协助工作人员组织开展服务，分担红十字医务社工部分工作，成为红十字医务社工的重要伙伴。红十字志愿者在医院门诊导诊中也发挥着重要作用。目前，红十字医务社工志愿者队伍主要有在校大学生、在院医护人员、社会个人、红十字会现有志愿者四类人群。同时，红十字医务社工为志愿者尤其是在校大学生志愿者提供志愿精神、团队建设、活动策划、服务技巧等主题培训。

第七，开拓医院红十字宣教阵地服务。以红十字社区义诊或红十字志愿服务为依托，开展红十字急救知识和“三救三献”宣教服务；同时以医院社工站为据点进行红十字精神宣传，并梳理提炼红十字医务社工项目成果资料。

2. 红十字医务社工项目百花齐放

自2016年，红十字医务社工项目在公立医院全面推开后，项目点在服务执行探索过程中都有各自偏重，这一方面是由于医院差异需求，另一方面是因不同机构各自优势擅长所致。

首先，营建新都区人民医院“医路同行”关爱援助中心。翱翔社会工作服务中心进驻区人民医院以来，一直探索以病人需求为导向的“医路同行”关爱援助中心全人健康服务体系，以回应病患多元治疗康复需要。近两年与区人民医院共同探索，初步形成以关爱援助中心为平台，多元社工服务为介入手段，跨专业团队合作为基础，政策制度对接为保障，社会资源整合为关键的全人健康服务体系。翱翔下一步将继续依托平台，探索关爱援助中心的援助基金建立及实务研究宣传，进一步完善“医路同行”关爱援助中心全人健康服务体系。

其次，新都区第三人民医院“红十字会+医院+社区+社工+志愿者”多方联动助力慢性病长者社区全人健康。翱翔社会工作服务中心针对第三人民医院长者慢性病患者较多及家人照护关怀不足的问题，在“医社”合力的思路下，通过红十字会、医院、社区、社工、志愿者的多方联动，整合医疗资源、社区康复资源，以个案管理为介入方式，以长者生命故事为载体呈现，实现慢性病长者的“生理+心理+社会”的全人康复关爱。

再次，新都区中医医院“医务社工+社区社工”联动助力出院病患在地社区康复。进驻中医医院开展服务以来，基于医院前期已有的医务社工服务，金东公益服务中心结合机构丰富的区域性社区服务网络优势，院内医务社工联动在地社区社工，探索“两工”联动病患在地社区康复合作办法，通过信息整合、资源链接、个案转介、社区社工跟进，为病患出院后持续性康复提供新路径。

最后，新都区妇幼保健院“红十字医务社工+志愿者”的志愿服务模式初具成效。心悦善行机构依托毗邻大学社团优势，在“社工引领志愿者、志愿者协助社工”的思路下，在妇幼保健院儿科及导诊志愿服务中，该志愿服务模式为病患家属就医焦虑缓解及有序就医，发挥了重要作用。

（三）社会协力资源整合

红十字医务社工服务对象在就医康复过程中，浮现出来的或是心理情绪问题，或是意识能力提升需要，或是资源网络匮乏问题，尤其是资源网络匮乏不足，决定了“全人健康”理念下多元化资源整合的必要性。

首先，基于红十字“1+N”医务社工平台，新都红十字会发挥群团枢纽作用，以“群政、群医、群校”多部门跨区域联动形式，为服务对象集聚政策制度、法律援助、社会救助、医疗服务、科研评估、组织服务等资源。一方面紧密联动原有的医疗单位、高校组织、社会机构，形成合作办法，完善相关合作机制，打下项目运营基础；另一方面扩大联动部门单位，如民政部门、司法部门、救助站等；再一方面，针对异地滞留医院个案，进行跨区域属地化联动。

其次，依托红十字“1+N”医务社工平台，以红十字医务社工服务为杠杆，发挥医务社工专业优势，集聚社会分散资源。如，通过基金会及网络平台，协助病患通过众筹、水滴筹、轻松筹方式向社会募集资源；通过“医社”联动整合出院病患社区康复资源；通过对医疗保险报销、司法鉴定、工伤鉴定、精神病鉴定、低保/五保申请、法律援助渠道的相关流程信息整理，制作DM单张宣传，为服务对象整合信息资源；通过社会组织与高校建立实习基地，整合人力资源及服务资源；通过优质机构及业内专家为红十字医务社工提供能力建设资源等。

（四）重视红十字医务社工专业能力建设，加强实务研究

1. 加强红十字医务社工专业能力建设

红十字医务社工的专业能力直接影响红十字医务社工服务质量，因此，不断提升红十字医务社工的专业能力，培育储备红十字医务社工人才，是新都红十字医务社会工作发展的重要组成部分。

首先，开展红十字医务社工能力成长培训。培训主题包括：红十字知识、医务社工专业认知、医务社工运作规范、实务服务技巧、慈善法学习、社工情绪管理、心理危机干预、动机式晤谈、哀伤辅导、团队建设等。

其次，参访交流学习。定期组织新都红十字医务社工前往沿海医务社工服务先进区域进行参访交流，学习优秀医务社工服务经验及运作模式。

再次，以评促改、以评促优。红十字医务社工项目中期及结项评估时，第三方评审专家从项目专业服务及运作规范进行评估，提出改进建议。每每此时，都是红十字医务社工项目执行方及红十字医务社工再学习再提升的有利契机。

最后，红十字医务社工的能力提升离不开机构内部的支持。红十字医务社工项目执行方会借助机构资源与优势，为机构医务社工提供成长和培训的机会，如机构每季度案例分享会、能力建设专题培训会、每月工作督导会及每半年团队建设活动等。

2. 完善专业督导体系

专业督导体系的建设与完善是红十字医务社会工作服务专业能力提升的关键，是服务高质量输出的重要保障。较之先前，当前红十字医务社工形成“双督导”体系，即常态性督导与需求性督导并行。常态性督导：一方面是机构外聘督导每月定期为红十字医务社工提供教育、支持、行政督导服务；另一方面是新都红十字会半月一次定期为红十字医务社工提供行政督导服务。机构同辈督导也成为重要的互相支持成长方式。需求性督导：根据红十字医务社工服务过程中突显的同质性问题，依托红十字医务社工能力成长培训及机构内部能力建设培训会，邀请行业医务社工专家、高校专业老师、资深医务社工、医务社工督导为红十字医务社工进行主题培训。

3. 重视经验萃取实务研究

随着红十字医务社工项目的推行运营，红十字医务社工服务经验及品牌推广势在必行。一方面，依托在地高校专业及区政研室科研力量，进行红十字医务社工项目调研，梳理出具有全国示范价值的医务社工“新都模式”；另一方面，红十字医务社工项目承接机构越来越重视践行反思，进行案例总结，发表文章，及时梳理项目服务成果，甚至梳理出工作方法的流程化操作。再有，红十字医务社工越发重视项目服务执行及个人成长经验萃取，书写形成特有的红十字医务社工成长性文章。

二、工作成效

（一）红十字医务社工项目服务产出

红十字医务社工项目在新都区公立医院全面推开后，引进了4家社会组织，组建起1支由16名社工、11名督导、9名实习生、20位专家、394名志愿者组成的红十字医务社工服务队伍。红十字医务社工服务受益人群由骨科病患，扩大至长者慢性病人群、孕妈人群、儿童人群、肾病患者、医护人员。截至2018年6月，服务量从试点阶段3642人次增至20670人次。项目收获红十字医务社工项目成果手册6份、项目DM单张17份、服务案例梳理9篇、各级报刊发表文章9篇、自媒体宣传176篇、参访学习7次、研讨会16次、媒体投稿11篇（国家级6篇/市级1篇/区级4篇）、红十字会医务社工区域层面相关论文及调研报告至少4篇。

（二）红十字医务社工在服务中起到社会资源整合作用

红十字医务社工为困难个案筹集（含社保申请、保险赔付）资金至少335525元。为两家医院儿科筹集善款2000元，用于购买幼儿图书及美化治疗室物资。向医院争取9000元，用于项目运作及服务开展。筹得315册书本、4个书架、衣物若干。红十字医务社工成功介入医院长期滞留个案至少4例，推动提高床位使用率、避免公共医疗资源的浪费，据不完全统计为医院节约成本至少219000元。红十字医务社工社区义诊服务提高了社区居（村）民对医院的知晓率，红十字医务社工服务介入提高了患者的就医体验，从而促进了医院就诊率，无形中增加了医院营业额。

（三）完善医院社会服务功能，提高医院医疗服务水平

红十字医务社工将“全人健康”理念应用于项目服务中，以“生物-心理-社会”多维度视角为服务对象开展情绪支持、心理疏导、政策咨询、健康指引、资源链接、病友互助服务，以提升病患在医治康复过程中对心理、社会、家庭、经济等问题的应对能力。这在红十字个案服务开展中得到了印证，并获得病患、家属、医院的肯定。红十字医务社工“全人健康”服务是对“有病医病”的传统单一生物治疗模式的很好补充，极大完善了医院社会服务功能，提高了医疗服务水平。

（四）完善新都红十字“1+N”医务社工平台，形成合作机制

通过医务社工服务，进一步完善了新都红十字“1+N”医务社工平台。

一方面发挥群团组织枢纽功能及红十字医务社工专业优势，形成“群政、群医、群校、群社、群企”多部门跨领域跨区域合作。紧密联动医疗单位、社会组织、在地高校、民政部门、司法部门、救助站、养老院、乡镇街道、社区村落，集聚政策制度、法律援助、社会救助、医疗服务、科研评估、组织服务、社区康复、志愿服务、信息资讯、能力建设等资源。

另一方面完善红十字医务社工项目推行运行合作机制。四方协议签署既规范了新都红十字会、新都卫健局、落地医院、社会组织四方权责，也形成了红十字会统筹、政府购买、组织引入、医院落地的最基本的运行合作机制；“常态性督导+需求性督导”并行的“双督导”体系日趋完善；项目第三方评估机制的引入，能够最大化保证专业评估组织评估的独立性与专业性；规范项目执行、服务开展制度，如红十字医务社工个案多方协调会议、红十字医务项目阶段汇报多方联席会议、红十字医务社工项目文件运行规范、“红十字会+组织”半月例会制、机构定期医务社工例会制、合作伙伴文件汇报制等。

（五）红十字“医社”联动社区康复促城乡社区治理发展

当前医疗联合体“联而不动”，优质医疗资源无法充分下沉至社区，院外社区康复资源有限，出院病患在地社区康复就成为不易破解的难题。依托“1+N”红十字医务社会工作平台优势，开展“医社”联动社区康复服务，即在“医院+社区”“医护+社工”“医学+社会工作”“医疗资源+社区康复资源”的理念下，红十字医务社工发挥协调统筹、资源链接角色优势，发挥红十字医务社工黏合剂作用，通过跨区域、跨团队、跨专业、跨资源合作，整合优化资源，让医疗康复资源流通循环起来，实现医院与社区的无缝对接，助力出院病患社区康复。无论是借助社区服务网络还是医联体网络，在新都区中医医院探索的“两工”联动社区康复服务，及在新都区第三人民医院探索的多方联动慢性病长者社区康复服务，都是新都红十字“医社”联动社区康复服务的重要尝试。

新都红十字“医社”联动社区康复服务既集聚社区康复资源，也助力优质医疗卫生资源下沉社区；既提升了出院病患在地社区医疗康复能力，也是群团组织在医药卫生体制改革上，参与城乡社区治理发展路径的重要延展。

（六）红十字医务社工专业成长

经过近4年的项目服务锤炼，红十字医务社工团队专业服务能力得到了很大提升。

首先，丰富了红十字医务社会工作手法。如个案服务（情绪支持/心理疏导/资源链接/危机干预等）、小组服务（互助性/教育性/康娱性）、医护减压服务、红十字节点活动、社区义诊、红十字宣教阵地、红十字志愿者志愿服务及能力提升。

其次，建立了红十字医务社工个案科室转介办法，建立了红十字医务社工和医护人员联合危机干预机制。

再次，红十字医务社工服务实现流程化。如个案服务建立起“病人入院初筛—入病房初步评估—确定个案与类型—制订服务计划与步骤—结案/出院”，或“科室医生/护士转介—全面评估—制订服务计划与步骤—结案/出院”的基本服务流程。

最后，红十字医务社工实务反思能力得到提升。既重视服务践行，也重视反思梳理。对服务及成长经验进行萃取，在行业相关刊物发表文章9篇。

三、遇到的问题及下一步打算

红十字医务社工项目在取得阶段性成效的同时，也发现了一些亟待探讨解决的问题。如，医院对红十字医务社工的专业认知不足；医院的“强势”对红十字医务社工的专业自主性提出挑战；红十字医务社工人才流失；在院周期短且复杂的服务对象对优质专业服务的输出提出挑战；红十字医务社工资源整合能力不足；红十字医务社工项目经验梳理与品牌宣传推广不够；项目运作、服务开展过程中，机构与医院、机构与机构之间的沟通不足等。这都需要在下一阶段的工作中加以改善。

（一）进一步完善“1+N”红十字医务社工平台多方合作机制

营建新都红十字医务社工专业发展环境。虽然新都红十字医务社工服务在西南地区专业领域处于领先位置，乃至在全国都具有一定影响力，但相对于其他行业领域，医务社工仍是一个新兴事物，公众对其认知度不高。这时候就更需要党委政府持续引导与重视，进一步完善多方合作机制，确保红十字医务社工持续规划发展的资金支持。

（二）相关部门合作方需要加强对医务社工专业的学习认知

可通过外地参访学习、培训交流、专业学习、服务参与体验、纳入工作考核等方式，提升相关部门合作方对医务社工专业的认知，使其认识到医务社工与传统医疗服务的区别和异同，真正意识到红十字医务社工对于病患及医院的成效性所在，能够区分红十字医务社工与医护人员的工作职责与边界。

（三）重视专业督导支持，持续开展专业能力建设

在过去的几年中，红十字医务社工逐渐形成了“双督导”体系，即“常态性督导+需求性督导”并行。这个督导体系既有理论督导的支持，也

有实务支持；既有行政性督导，也有专业督导。但也要看到，在“双督导”体系之下，由于优秀督导资源的稀缺及机构重视投入不足，专业督导服务的有效输出在红十字医务社工项目的承接机构呈现出不均衡性，这就需要承接机构重视专业督导发展。

红十字医务社工专业能力的提升除了要重视专业督导外，也需要加强对社工的能力建设培训。一方面，可以依托“1+N”红十字医务社工平台，聘请业内专家，尤其是实务专家给予全体红十字医务社工持续性培训；可以是机构加大相关专业能力建设的培训分享支持，也可以是组织红十字机构间的分享，也可以是红十字机构与其他机构的经验交流分享。另一方面，要重视能力建设内容，设计符合红十字医务社工需求及服务需求特性的培训。

（四）加强红十字医务社工从业人员的专业自信

虽然受客观环境限制，医务社工从业者有素养之别，但无论是在服务具体执行、项目运作管理、项目相关方沟通、机构之间合作、资源整合链接，还是在与不同部门对接咨询等方面，红十字医务社工都需要有更多的主动性、积极性、创新性。这些与医务社工从业者对医务社工专业理念的认同，对专业方法技巧的掌握和内化有着不可分割的关系。再加上对当下服务环境政策的熟悉了解，相信医务社工从业者能够孕育出专业自信，能够反过来更有利于红十字医务社工专业的发展及服务的推行。

（五）加强社会服务资源整合能力

较之先前，全面推开阶段的社会服务资源链接有了很大的提升，但对于红十字医务社工整体服务需求量而言，就略显不足。因此，需要红十字医务社工依托“1+N”平台，依托专业角色能力优势，了解当下救助支持政策、相关特殊群体资助申请办法，拓宽服务资源渠道。此外，需要加强对红十字医务社工项目专业发展资源的重视，有意识撬动专业发展相关部门的资源投入。

（六）加强红十字医务社工项目经验梳理，加强品牌意识

红十字医务社工项目经验的总结梳理，目前主要集中于个案案例、服

务经验、个人成长及个别服务流程，缺乏对于项目整体运行服务模式的提炼及相关较成熟服务技术的流程梳理。因此下一步，红十字医务社会工作者、机构、平台都需要加强实务工作研究，形成新都红十字医务社会工作特有的医务社工运作模式和服务经验，打造红十字医务社工品牌。

医务社工促进医院跨专业团队协作，实现患者最优结局
——基于广东省工伤康复医院的经验探索

◎广东省工伤康复医院　高振林

摘　要：医务社工在医患沟通、患者的情绪支持、资源链接等服务方面经过探索积累了许多实践经验。但医务社工在促进医院跨专业团队协作方面的探索及尝试还不多。这种尝试看似是一种“离经叛道”，远离服务对象，而实际上这种间接的服务，在医院的背景下往往可以让患者实现更好的结局。医院不仅仅是一个就医的场所，更像是一个缩小版的“社会”，而患者的需求也是多方面的，发挥跨专业团队效能，各种专业人员一同协作，才能促进患者的目标实现。本文将从医务社工促进跨专业团队协作的角度，探讨医务社工如何促进跨专业团队的协作，发挥团队最大效能，为患者提供最佳的治疗方案及服务，促进患者实现最优结局。

关键词：医务社工　个案管理　跨专业团队协作　结局管理

一、问题的引入

我国医务社工近十几年的快速发展，在医患沟通、患者的情绪支持、紧急救助、资源链接等服务方面积累了丰富的实践经验，让卫生主管部门及许多医院开始重视，并认可医务社工的服务。但对医务社工的同工来说，这些还并不足够，感觉更像是“外行”的专业嵌入医院这个医疗场域。而医院的传统专业团队（医生、护士等）仍然更多以局外人的视角看待社工，医务社工做出的成绩还不足以让专业团队接纳，成为其中的一分子。如果局面无法突破，势必影响医务社工服务的长远发展，也不利于病患获得最优的结局。紧迫的问题摆在眼前，因此医务社工需要思考，除了

直接服务病患以外，是否可以拓展服务领域，通过融入医院内的跨专业团队的方式来巩固地位，保持长远的发展？而跨专业或多专业协作是国内医院领域内的一个热词。近几年，国内很多医院或者医疗机构都开始了针对某一类患者进行跨专业或多专业团队协作的探索（谢开，巫纪英，黄伟坤，等，2009；孙美丽，张文京，2011；张婷，陈红，2012；陈丽芳，邱智铃，2013；陈瑞莲，朱转娥，郑丽松，等，2015），跨专业团队协作相比原来各自独立的治疗模式在服务层面有实质性的提升，将碎片化的服务形成体系（Hobbs M. D.，2005），以实现住院患者的最优结局。医务社工如果能够进入跨专业团队中，不仅可以解决角色尴尬——在外围无法打进医院内部的问题；也可以让医院更加重视患者的各种需求，真正实现以病患为中心。

2018 年 10 月，广东省卫计委发布的《广东省进一步改善医疗服务行动计划实施方案（2018—2020 年）》，要求医疗机构推广医务社工服务，完善医务社工岗位及管理的相关制度，要求 90%的三级医院设立医务社工岗位，30%的三级医院设立医务社工部门，配备专职社工。未来可能越来越多的省份出台相关的方案，解决医务社工岗位及定位问题。在政策利好的情况下，医务社工需要思考如何拓展及提升自身的服务。

二、医务社工与跨专业团队的渊源

目前业界公认的是，医务社工的主要工作内容是在“生物-心理-社会”背景下解决患者的心理社会问题（Beder，2006；Cowles，2003；Dziegielewski，2004）；而医生和护士也越来越认可社会工作者在患者的心理社会和环境方面的增强和改善作用（Keefe，Geron & Enguidanos，2009；Rock & Cooper，2000）。但对于医务社工来说这些还不够，因为医务社工还没有充分发挥他们在团队中所能履行的确切职能。像“提供支持”“咨询”等这样的描述没有充分反映他们在跨专业协作的临床实践，也无法充分利用医院团队的资源为患者提供相关服务。根据以往的研究，医务社工可以充当紧急护理小组、门诊服务团队和社区资源之间转诊的联络人，在提供干预和转介时，引导整个团队以与患者和家庭具有文化和语言相关性的方式进行沟通，确保患者和家人获得最佳效果。这样做，符合医务社会工作的历史根源。

医务社工加入跨专业的团队一同开展工作并不是一个新鲜事物。Cannon 早在 1915 年就开始了相关尝试，对医务社工加入医院跨专业团队等问题进行了积极的讨论（Peter Maramaldi ，Alexandra Sobran，Lisa Scheck，2015）。医务社工是团队的“翻译者”，把医生专业术语转换为患者能听得懂的日常话语，把患者家庭、自身的诉求与需要转达给医生，架起团队间的桥梁。医务社工有独特的社会人文视角，能够填补目前医院专业严谨氛围内的空白，解释很多医学知识解释不了的现象，因而医务社工在跨专业团队中能得到很好的发展。但是后来随着循证医学的快速发展，以及保险在相关医疗经费上的管控，医务社工的发展甚至是生存都受到挑战，在跨专业团队中的作用探索也逐渐减少。循证医学受到后现代理论和建构理论的冲击，越来越多的研究重新关注医务社工在跨专业团队方面的协作作用。

三、医务社工如何促进跨专业团队协作

（一）沟通

跨专业团队的理想定位是实施有效的沟通策略（Kripalani，Jackson，Schnipper，& Coleman，2007；Oates & Paasche-Orlow，2009），促进协同作用的发挥。1915 年，Cannon 便呼吁发挥社会工作促进住院患者、家属和服务提供者之间沟通的作用。她说社会工作者必须是具有“技术技能”的社会专家，医学应给予社会工作应有的认可（Peter Maramaldi ，Alexandra Sobran，Lisa Scheck，2015）。

经过心理社会训练和拥有生态视角医务社工的加入，有助于提高沟通效率，以文化和语言相关的方式与患者保持一致的交流，加强团队成员对患者的理解。

（二）避免功能重叠

跨专业团队基于专业协作来分配角色。尊重和信任是社工的特质，这些特质让团队成员之间产生相互了解的意愿，愿意相互学习，各取所长

(Hobbs M. D., 2005)。有效的跨专业合作的标志是成员对其他学科的持续学习（Cowles, 2003; Dziegielewski, 2004)。通过跨专业团队成员的不断学习，团队成员了解及认识其他学科，一起计划协作，避免对其他专业实践领域的入侵，避免学科之间的功能重叠（Satin, 2008; Schofield & Amodeo, 1999)。

（三）促进团队目标的统一

跨专业团队的具体工作，由隶属不同科室的专业人员开展，这种服务的细分形式，对于全面评估患者的限制，提供针对性的服务是有利的。但不同专业背景的团队成员都有各自的专业边界、专业的准则以及受专业影响或训练而形成的不同思考方式。很多时候简单的事情真正实施起来非常复杂。如果团队成员各自坚持自己认为对的事情，很容易出现订立目标不一致、重复评价或过度治疗等问题。这些不仅会造成患者接收信息的混乱，使患者无所适从，也会让患者对医院整体服务产生惊疑。当然类似的问题处理不当，也会令团队成员之间产生隔阂，甚至是冲突，造成团队内部资源的消耗。而医务社工能敏锐体会到相关问题，充分利用各种沟通平台，可以将团队专业间的争执，化为对患者最优结局的考量。

四、医务社工发挥作用，促进患者最优结局实现

跨专业团队内部产生了有效的沟通，团队成员也开始相互尊重他人的专业及判断，在医务社工的协调下，团队内部形成了有效的集成机制，但跨专业团队该如何促进患者最优结局的实现呢？这首先便需要医务社工将以患者为中心的服务理念清晰化、具体化，再内化到每个专业人员的心中。其次医务社工需要充分利用已有或者新构建的平台，深化沟通的内容（见表1)，同时促进服务模式的变化（见表2)。最后将跨专业协作的成果应用于患者的结局管理，此时需要发挥医务社工在这个集成机制中的沟通协调者角色，召集会议，反馈患者的情绪、家庭等社会心理因素，让团队成员全面认识患者的需求，在内外因素的共同作用下，制订适合患者的个性化服务方案，促进患者最优结局的实现（如图1所示)。

表1　医务社工加入跨专业团队后沟通形式和内容的变化

沟通形式	原有的沟通内容	医务社工加入后的沟通内容
晨会	患者病情变化情况，用药等处置情况	患者的病情变化、治疗问题等，患者情绪及家庭等方面的问题
个案会议（新增）	无	功能进展，社会心理适应，患者治疗目标调整，患者院内外资源链接，重返工作/社会的问题
术前讨论会	医生讨论手术方案如何制订	沟通解决团队内的问题，如术前方案制订、团队成员分工、患者诉求、治疗目标协调统一等
评价会	患者的治疗进展	患者的评估情况、对治疗的感受、治疗进展、进步空间及限制、下一步的期望及诉求等
多专业查房	一般以术后恢复、康复进展等为主	患者功能进展、治疗注意事项、确定各专业跟进的重点、治疗方案修订等，患者出院后的安置等

表2　医务社工加入跨专业团队后服务模式的变化

	原有的服务模式	医务社工加入后的跨专业团队服务模式
服务理念	关注患者病痛	重视全人概念，注重结局管理
沟通形式	电话、邮件、一对一沟通	晨会、个案会议、团队协调会议、一对一沟通
沟通媒介	患者	医务社工
分工合作	专业间各自“围墙”	专业间“拆墙”，组建跨专业团队
需求关注	重叠交叉	分工协作
问题解决	无人跟踪反馈，问题解决时间长	由医务社工跟踪反馈，问题解决快速

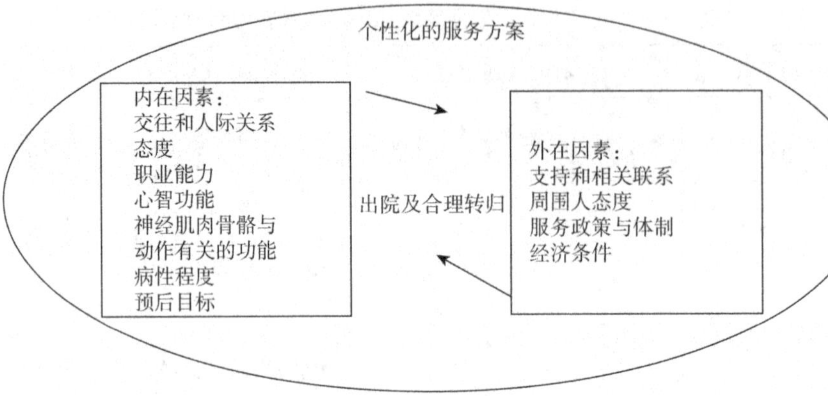

图1 患者最优结局的实现

五、成效评估

根据广东省工伤康复医院委托的第三方调查机构美国优势必（uSPEQ）公司的分析报告，以医院某科为例，医务社工加入跨专业团队以后，患者对治疗团队的满意度（满意及非常满意）由65.2%提升至83.1%，患者对手术及康复治疗的满意度（满意及非常满意）由75.9%提升至90%。除此之外，通过对跨专业团队成员及患者进行半结构化的定性访谈，并对访谈的资料进行分析，发现在医务社工加入跨专业团队以后，团队成员反馈服务模式有了较大的变化，之间的沟通及合作效率明显提升，患者反馈自己的需求能够得到有效的重视与实现（见表3）。

表3 医务社工加入跨专业团队后部分参与者的前后感受对比

	原有的服务模式	医务社工加入后的跨专业团队服务模式
患者	1. 需要很难被真正理解 2. 需与不同的团队成员或利益相关者沟通，问题解决不及时 3. 容易对服务产生抱怨及不满	1. 需要可以被真正理解及回应 2. 医务社工负责协调及沟通患者的需要，问题解决及时 3. 对医疗及康复服务的满意度提升
治疗师	1. 了解患者的情况可能需要与不同的团队成员沟通，沟通效率低 2. 在治疗目标制定时多从各自专业角度出发，可能会造成目标重叠，与患者的期望产生距离	1. 患者的情况可以通过医务社工获得，或者请医务社工协助了解，提升了沟通效率 2. 通过团队协调等形式，可制定较明确、个性化的康复目标，更加符合患者的期望

续表

	原有的服务模式	医务社工加入后的跨专业团队服务模式
医 生	1. 在与患者日常沟通上花费时间较长，占据了提供医疗服务的时间 2. 不知道患者某些情绪问题出现的背后原因，错过最佳的应对时间 3. 感觉患者的依从性较差 4. 感觉团队沟通不畅，很多治疗方案无法执行及实施	1. 将日常沟通交给医务社工，医生可以投放更多的时间在患者的手术或治疗上 2. 医务社工定期反馈情况，并做好干预及跟踪，团队可及时作出反应及应对 3. 感觉患者的依从性提升 4. 感受到团队成员间的接纳、合作程度提升，治疗方案更容易执行

六、经验与反思

（一） 需要找准契机，争取支持

医务社工能够融入跨专业的团队，与医院决策层的决策分不开。需要从决策层入手，进行服务理念的宣传，让决策层从 ICF 等先进理念考虑患者多层次的需要，从多角度全面看待患者，从而自上而下打通医务社工进入跨专业团队的障碍。

（二） 医务社工的身份识别及接纳

医务社工加入跨专业团队，成为成员间合作、协调与沟通程序的践行者。需要明确自身定位，并且在团队中做好身份标识，让团队成员知晓医务社工的存在，并明确其工作范围及职责。通过不断为患者发声争取其他专业人员的认可。警惕因学历教育与后期培训在领域内补给不足的问题，正面看待在工作开展初期自身的无力感、自卑感，避免出现在内外重压环境下被迫失语的状况。医务社工如果不敢表达想法，或者找不准介入的方向，无法促进团队间共同为了患者治疗目标而努力，那么容易被定位是无用的、多余的。

（三）需要充足的时间去适应

医务社工作为一个“新生专业人员”被其他传统专业医疗人员全面深入理解是困难的，是需要时间的。在现实中，无论是医院还是医学权威的场域，医务社工的发声可能被医生解读为对其专业地位或权威的挑战。而且跨专业团队模式的变化，会使团队的专业人员产生较大的压力，因为这意味着可能要改变其习惯的工作方式，甚至意味着其工作方式会发生根本性的变化。需要给予充足的时间，让团队的专业人员去了解、去认识医务社工。

（四）跨专业团队内部求同存异，相互尊重

虽然医务社工加入跨专业团队后强调协作，但在面对任务分配和角色界定方面的张力还是真实存在的。因此医务社工要倡导职业认同感的正面作用，尊重团队成员的职业价值观，而不能以更好的名义通过说服团队成员牺牲自己来促进团队的合作。尊重团队成员的职业价值观，并不是破坏团队精神，一个团队中适度的冲突可以促进团队成员间的信任和一致性观点的产生（Jones A.，Jones D.，2011），可以把各专业人员之间的隔阂减少到最低。

（五）内化医务社工对团队的价值

要与团队的专业人员加强互动的频率，让医务社工这一模糊的概念认识逐渐清晰化。通过患者的满意度提升、工作人员效率提升等实际效果，使跨专业人员对这个模式产生信任，产生团队合作的理念，认识到需要一定的规则来规范行为及工作，让团队成员感受到团队合作对自身的改变，同时体会到医务社工加入对工作的帮助。

（六）深化理念的认识，增加团队间的黏合

经过上面的五个步骤，跨专业团队成员开始意识到阻隔在团队间的“围墙”，并且开始了“拆除围墙”及深化合作的举动。这个时候医务社工需要在团队成员间加深对理念的认识。即重视团队文化的营造，包括团队内的领导、人际关系、语境实践与沟通结构等，促进团队成员之间的共同

决定，并承认微妙的平衡存在。提倡团队合作的理念，避免因为团队中个别专业人员的强势，或因为争夺领导权，而造成团队内部分化。引导团队专业人员改变“做多与做少一样”的想法，将患者的需要及利益实现作为工作的方向及准则。

七、讨论与限制

医务社工加入跨专业团队，促进团队的协作及患者最优结局的实现，这在遇到混合有身体功能限制、心理社会等多重问题患者的时候，更加容易体现，因为这个时候是最需要团队成员协调解决问题的。在这个过程中也要注意确定应用情形及合理分配相关的资源，避免固化模式思维在某些简单问题上造成资源重复或者浪费。应该永远把患者的利益作为服务的出发点，但是任何成功的方案都需要一个综合的考量，团队应明确患者的哪些需要是可以保证实现的，哪些需要是超过界限无法满足的（Eymin G.，Zuleta J.，2013）。当然在某些时候也会遇到一些困境，例如患者的需要由谁来判断，重视患者的需要与注重成本效益是否有矛盾及冲突，推行医务社工加入后是否会给团队的其他工作人员带来额外的工作，等等，这些问题都需要进一步进行探讨。

参考文献：

［1］Beder J. Hospital social work：The interface of medicine and caring［M］. Taylorand Franlis：2013-01-11.

［2］Cowles LA. Social work in the Health Field：A Care Perspective（2nd ed.）［M］. Taylorand Franlis：2012-10-12.

［3］Dziegielewski SF. The Changing Face of Health Care Social Work：Professional Practice in Managed Behavioral Health Care（2nd ed.）［J］. Australian Sorial Work，2005，58（3）.

［4］Eymin G.，Zuleta J.. Hospital case management［J］. Rev Med Chil，2013，141（11）：1434-40.

［5］Hobbs M. D.. The social worker on the medical transdisciplinary team［J］. J Health Care Poor Underserved，2005，16（2）：186-91.

[6] Jones A., Jones D.. Improving teamwork, trust and safety: An ethnographic study of an interprofessional initiative [J]. Interprof Care, 2011, 25 (3): 175-81.

[7] Keefe B, Geron S M, Enguidanos S. Integrating social workers into primary care: Physician and nurse perceptions of roles, benefits, and challenges [J]. Social Work in Health Care, 2009, 48 (6): 579-596.

[8] Kripalani S, Jackson A T, Schnipper J L, Coleman E A. Promoting effective transitions of care at hospital discharge: A review of key issues for hospitalists [J]. Journal of Hospital Medicine, 2007, 2 (5): 314-323.

[9] Oates D J, Paasche-Orlow M K. Health literacy: Communication strategies to improve patient comprehension of cardiovascular health [J]. Circulation, 2009, 119 (7): 9-1051.

[10] Maramaldi Peter, Sobran Alexandra, Scheck Lisa. et al. (2015). Interdisciplinary Medical Social Work: A Working Taxonomy [J]. Social Work in Health Care, 2014, 53 (6): 532-551.

[11] Rock B D, Cooper M. Social work in primary care: A demonstration student unit utilizing practice research [J]. Social Work in Health Care, 2000, 31 (1): 1-17.

[12] Satin D G. Health Management for Older Adults: Developing an Interdisciplinary Approach [M]. New York: Oxford University Press. 2009.

[13] Schofield F R, Amodeo, M. Interdisciplinary teams in health care and human services settings: Are they effective? [J]. Health & Social Work, 1999 (24): 203-219.

[14] 陈丽芳，邱智铃，等．多专业团队服务形式在老年长期照护实践中的应用 [J]．护理管理杂志，2013，13 (07): 471-172.

[15] 陈瑞莲，朱转娥，郑丽松，等．医务社工参与康复护理对精神病患者的影响 [J]．中国医药导报，2015，12 (19): 162-165.

[16] 孙美丽，张文京．跨专业团队整合模式运用于脑瘫儿童干预的个案研究[J]．中国康复理论与实践，2011，17 (11): 1093-1095.

[17] 谢开，巫纪英，黄伟坤，等．跨专业合作运作模式在临终关怀中的实践运用 [J]．基层医学论坛，2009，13 (16): 487-489.

[18] 张婷，陈红．跨专业医疗团队构建研究 [J]．解放军医院管理杂志，2012，19 (10): 911-914.